彭溫雅醫師的

二十四節氣養生書

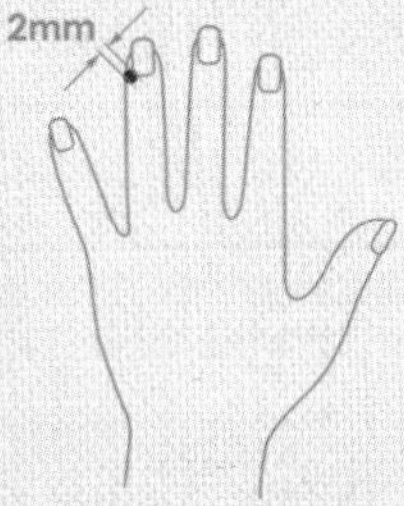

台灣在地藥材、食材
及穴位養生法

推薦序

從最簡單的方式，身體力行節氣養生法

古代天文學家根據一年內氣候的演變次序，分為春、夏、秋、冬四季（四時），再將四季細分為八位，也就是立春、春分、立夏、夏至、立秋、秋分、立冬、冬至，又將全年平分為二十四等份，也就是二十四個節氣的由來。包括立春、雨水、驚蟄、春分、清明、穀雨、立夏、小滿、芒種、夏至、小暑、大暑、立秋、處暑、白露、秋分、寒露、霜降、立冬、小雪、大雪、冬至、小寒、大寒。每個節氣約間隔半個月的時間，分列在十二個月裡面。

二十四節氣氣候變化、雨水多寡，也反映到當地農作物生長，人們的起居生活步調，社會文化也跟著形成。本書的內容乃根據台灣在地藥材、食材及穴位養生法，探討關於季節與飲食，並詳細介紹台灣的飲食藥膳生

與藥膳。態。同時也繪製四季飲食地圖，告訴你在四季的節氣裡，該食用哪些食材

彭溫雅醫師專注研究台灣本土藥材、食材多年，瞭解台灣本土藥材的生長，及台灣二十四節氣飲食文化，認真撰寫這本書，內容相當豐富。本書最特別的是搭配穴位養生，繪製一目瞭然的穴位按壓圖，讓你從最簡單的方式，身體力行二十四節氣養生法。

蔡東湖　國立聯合大學校長＊　2016年5月19日

＊國立陽明大學，醫學院、傳統醫藥研究所教授。

序

目次 Content

壹 CHAPTER

貳 CHAPTER

參 CHAPTER

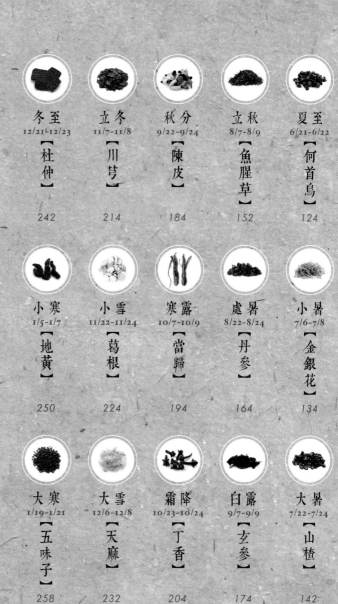

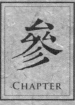

壹
CHAPTER

藥食同源，
食補更勝於藥補

壹

取法四時節令，順食養生

健康與長壽，一直是大家最感興趣的話題，不論中西醫，對於如何永保青春，如何延年益壽，都是人人追求的目標。中醫認為，人體有五臟六腑，各有其負責的領域，平時如果能各司其職，好好發揮各自領域的功能，身體就會處於一種渾然天成的和諧狀況中；而西醫也同樣認為，人的身體好比一部機器，零件有使用期限，透過適當的檢查與定期保養，能讓身體這部機器運轉得更好更順暢。因此，不論中醫或西醫，對於人類健康的追求與努力，方向都是一致的。

中醫專精於調理

中醫認為，「藥食同源」，食補更勝於藥補，人們自古就懂得利用食物搭配一些中藥材，製作美味又具有補身效果的藥膳，來補養身體，而中醫養生的精髓，就在於取法於四時節令，順食養生，以謙卑的態度，選用當令當季的新鮮食物，順勢養生。如果西醫專精於治病，中醫更專精於調理，中醫不僅僅是生活的醫學，潛藏在日常生活中，總總值得玩味的養生常識，更是值得身體力行，親身感受。

西醫注重預防及篩檢

西醫是當今社會的主流醫學，對於各種疾病的預防建議，也是透過科學方法的研究分析，以流行病學的調查為基礎，篩選出最有可能的危險因子，再針對可能的危險因素，制定精確的預防方式。以癌症的預防及篩檢為例，西醫針對不同的癌症，有不同的篩檢方法，例如乳癌有乳房超音波檢查、乳房攝影，大腸癌有基本糞便潛血反應、大腸的內視鏡檢查，子宮頸癌有子宮頸抹片檢查，肝癌有定期肝臟超音波檢查等等，對於疾病發生的預防篩檢非常重要且有效。

西醫以精準的細胞觀察為主

西醫以精準的細胞及分子的觀點，來看待人體，對於疾病的治療，非常注重體內的微細變化，不只探討人體的變化，更著重於器官或組織的變化，甚至細胞及分子的改變。以經常聽見的「自由基」為例，其實就是屬於分子層級的產物，自由基指的是細胞在氧化過程中，會產生帶一個單獨不成對電子的原子、分子、離子，而這些活潑、帶有不成對電子的自由基，性質相當不穩定，還會去搶奪其他物質的電子，當然也會造成其他被搶走電子的物質不穩定。如此一連串的連鎖反應，最終便會造成細胞極大的傷害。

中醫重體質的虛實及陰陽

反觀中醫，其核心理論源自於天人合一、五運六氣、陰陽氣血，相生相剋，這是長期觀察處於宇宙與大自然之下，人類與大自然產生的互動關係，進而衍生出一套關於天、地、人、四季、養生、保健的經驗醫學。以養生為例，中醫認為人的生命，外為有形的形體，內涵無形的元神，而「氣」流動於內外之中，養生特別重視精、氣、神的平衡與調理，有形的「精」，是人體內的精華物質，藉由食物的調養，可以調和人體陰陽，利用虛則補之、實則瀉之的原理，可以增強人體的精氣，例如體質虛寒之人，要多吃能補養陽氣的羊肉；容易疲倦，體質氣虛的人，要多吃能夠補氣的人參、黃耆；容易手腳冰冷，體質陽虛的人，多吃點溫陽的食物，如肉桂、乾薑等，會很有幫助。

不同內臟，「氣」的功能不同

而「氣」是一種無形的能量形式，基本上是人體能量的來源。不同的臟腑有不同的氣，同時有不同的特性，例如食物的消化及吸收，跟脾胃之氣相關，但脾氣主「升清」，具有將水穀精微物質往上輸送的上升特性，而胃氣主「降濁」，具有將食物殘渣往下輸送的特性。又如同一個臟腑，對於氣的表現也不盡相同，例如肺氣，包括吸入的新鮮氧氣，呼出的二氧化碳，是一出一入的特性，氣的表現方式也不盡相同。

養生的關鍵，在於腦神健全

而無形的「元神」，其實更是主宰人體生命中最重要的部分，同時也是中醫養生中最重視的養神。歷代養生家提出：「神強必多壽」。唯有同時重視精神健康與心理調養，才能真正達到健康長壽的目的。而「惜氣存精更養神，少思寡欲勿勞心。」（《壽世保元》）。養生的關鍵，不外乎精盈、氣充、神全，只有腦神健全，才能主宰生命活動，協調五臟六腑，使身體處於真正陰陽調和的狀態。

中西醫病理大不相同

中醫與西醫的理論基礎截然不同，如果說西醫是極致精密的微觀醫學，中醫可說是廣大的宏觀醫學；兩者判斷疾病的方式、工具不同，治療的方法、原則不同，處方用藥及思考邏輯皆不同，再加上中西醫對於疾病思考的偏重不同，中西醫之間的對話，自兩百年前清朝的《中西醫匯通》起，便持續尋找彼此可接受的共識，至今仍無較具體可被接受的中西醫結合方向。

中醫真正珍貴之處，在於累積了幾千年的臨床經驗，值得從科學的角度一一發掘及驗證。

壹

認識自己的體質，吃正確的食物

常常聽到老一輩的人說：「女性千萬不能吃冰，否則容易經痛或有白帶。」也常常聽生機專家說：「吃生的蔬果才能完整保存食物原有的營養。」或是日本養生博士提倡：「生食、寒食容易造成低體溫，引起身體老化及癌化，體溫每下降一度，免疫力下降至少百分之30。」如此人云亦云、苦口婆心的養生建議比比皆是，通常還會互相牴觸，卻又言之鑿鑿，煞有其事，往往讓有心想要力行健康養生的人們無所適從，而且似乎越聽越迷糊！其實，關鍵就在於「體質」。

不同體質，選擇不同的養生觀點

體質是什麼？中醫認為，體質是由先天遺傳及後天因素雙重影響，所產生的特定身體表現，有點類似西醫中的基因型及表現型，而中醫則是透過觀察及實證的醫學，來判定人體的不同體質。所以生機專家的建議，多是觀察西方以大量肉類或蛋白質為主食的族群，基本體質偏燥熱，所以建議多攝取新鮮蔬果以平衡燥性；而日本養生博士所觀察的族群，多以壽司等米飯類、偏涼的食材為主食，因此特別提醒要注意體溫與免疫力的關係；而老一輩的人觀察自然是居住在台灣的民眾，在台灣特殊的濕熱氣候下，觀察出吃冰影響脾胃運化水濕的功能後，所衍生出的諸多婦女困擾。所以，所有的專家講的都沒錯，但是有前提，有但書，必須在特定體質及情況下，這樣的養生建議才能達到保健效果。

中醫辨證不同體質的特性

中醫看待人體，以相對的觀念進行症狀的分類，例如寒與熱相對、虛與實相對、表與裡相對、陰與陽相對，形成所謂的「八綱辨證」，在這樣的架構下，再將同樣屬於虛的體質，進一步細分為陰虛、陽虛、氣虛、血虛等，加上臟腑的定位，就是熟知的腎陽虛、肝血虛等；或是同時兼具兩個臟腑的表現，例如：脾肺氣虛、肝脾血虛等，層層分類其實是清清楚楚，有其脈絡可循。

中醫看待體質，其實是根據中醫學陰陽五行、臟腑氣血、氣血津液等基本理論，來確定不同體質的個別差異。一般體質分類的方式，是在一種非疾病的狀態下，反映原本已存在的個體特異性，一般基本體質分為寒、熱、虛、實四種體質。

認識寒性體質

「寒性體質」反映體內基本代謝機能衰退、抵抗力弱、體溫偏低怕冷、喜歡熱飲、手腳經常冰冷、臉色蒼白、精神不佳，同時小便量多顏色偏淡、經常腹痛腹瀉，女性容易有月經延遲的現象。

認識熱性體質

「熱性體質」反映身體基本代謝機能過度，腺體及內分泌功能亢進，容易緊張興奮、經常口乾舌燥、怕熱、愛喝冷飲、臉色紅光滿面、眼睛充血、身體容易上火發炎，小便量少顏色偏黃、經常便秘有痔瘡、女性月經週期經常是提早的。

虛、實體質的差異

虛與實的體質，指的是身體正氣與邪氣的盛衰。「虛性體質」代表維持身體基本生理功能的能量偏虛弱，所以排尿、排便、排汗功能仍然正常，但是元氣不足，對於病毒的抵抗力偏弱、免疫力不佳、容易盜汗、經常倦怠無力、掌心常濕、半夜易醒容易冒冷汗、同時臉色容易蒼白；而「實性體質」指的是體內邪氣較旺盛的狀態，同時身體的排毒功能較差、不論排尿、排便、排汗功能均有障礙，體內容易有積熱、容易煩躁、經常便秘，臨床上常見於癌症體質。

身體表現出你屬於哪種體質

因此，我們可以了解，中醫經常以身體表現出來的現象作為基本體質的判定，尤其是大便的狀況。因為一樣是口乾舌燥的情況，似乎會被歸類到熱性體質，但是如果一喝到冷飲，就會開始拉肚子，或是白帶增多，此時便能輕易判斷這樣的口乾舌燥其實是屬於虛症，也就是虛熱症，專有名詞稱為「陰虛火旺」。中醫經常說，陰虛的體質，體內總是有一把小小的火苗，火勢不大，但是因為體內的津液不足，所以還是會有熱相，這與實熱體質的口乾舌燥合併舌紅易渴、喜喝冷飲、經常便秘的體質截然不同。

台灣中醫喜歡將常見的體質分為四大類，也十分貼近一般民眾的體質證型，對於中醫養生有 興趣的民眾，不妨先試著將自身基本體質做個初步判定，經常同時合併兩種以上的體質，是很常見的情況喔。

一般體質分為四種：寒性體質、虛性體質、實性體質。體質分六型：陰虛體質、陽虛體質、氣虛體質、痰濕體質、血虛體質、痰瘀體質，詳細的體質與二十四節氣養生對照法，詳見下頁說明。

《寒性體質》

	節氣	養生建議	節氣	養生建議
春	立春	容易過敏的高峰期	雨水	陰雨綿綿，容易氣管不適
	驚蟄	天氣回暖，容易皮膚搔癢	春分	手腳冰冷可多按摩四肢末梢
	清明	身體代謝慢，抵抗力弱	穀雨	濕邪容易引起神經疼痛
夏	立夏	容易疲勞、容易失眠	小滿	空氣中濕度增高，易犯濕邪
	芒種	春夏養陽，冬病夏治	夏至	陽氣旺盛，調整體質好時機
	小暑	當心陳寒未去，又添新寒	大暑	大暑到，暑氣冒，避免過食貪涼
秋	立秋	立秋之日涼風至，暑熱未盡	處暑	由熱轉涼的交替時期，陽氣即將衰退
	白露	白露身不露，以免著涼瀉肚	秋分	寒濕困脾，應固護脾陽、健脾益胃
	寒露	寒露腳不露，預防寒從足生	霜降	十個胃病九個寒，注意腸胃保暖
冬	立冬	寒為陰邪常傷陽氣，需養藏陽氣	小雪	頭為諸陽之會，需注意頭頸保暖
	大雪	天寒地凍，容易關節不舒服	冬至	陰極之至，陽氣使生，把握冬藏
	小寒	小寒腸道保衛戰	大寒	寒為主氣，注易腰腿關節保暖

《熱性體質》

	節氣	養生建議	節氣	養生建議
春	立春	容易疲倦，要預防頭暈	雨水	又濕又熱的情況容易使皮膚過敏
	驚蟄	氣候不穩定，情緒易怒	春分	氣溫變化大容易煩躁、咳血
	清明	容易有泌尿系統發炎困擾	穀雨	肝陽旺盛，濕熱互結，容易有白帶
夏	立夏	養護心臟，拍打腋下養生	小滿	空氣中濕度增高，易泛濕邪
	芒種	濕熱困中，容易四肢沉重	夏至	保護陽氣升發，心靜自然涼
	小暑	小暑天熱，上蒸下煮	大暑	大暑大熱，避免火上加油
秋	立秋	預防燥邪，保持身體水分平衡	處暑	暑氣結束，宜克制情緒、冷靜待事
	白露	氣溫開始下降，有利肺氣肅降	秋分	使志安寧，以緩秋刑
	寒露	燥傷陰液，朝朝鹽水，晚晚蜜湯	霜降	進入深秋，陰氣大勝，情緒易波動
冬	立冬	立冬補冬，清淡為主	小雪	靜則神藏，燥則消亡
	大雪	燥邪當令，易引起虛火上炎	冬至	陰陽轉化時期，血壓容易波動
	小寒	寒則血凝，易引起四肢末梢僵硬	大寒	大寒冷凍成團，避免腠理大開

《虛性體質》

	節氣	養生建議	節氣	養生建議
春	立春	要保養氣管，預防感冒	雨水	花粉症好發的過敏季節
	驚蟄	容易疲倦勞累、精神不濟	春分	易感外邪，肝氣犯肺易咳嗽
	清明	肝氣旺盛，容易腸胃不適	穀雨	細雨綿綿容易反覆過敏
夏	立夏	溫度攀升，飲食以養胃優先	小滿	體內虛火容易與外界濕熱相互影響
	芒種	諸氣皆屬肺，容易昏沉無力	夏至	陽氣最盛，應養陰固腎
	小暑	喜怒不節則傷臟，保持心平氣和	大暑	多補中養神、益氣力
秋	立秋	使志安寧，以緩秋刑，陪陽益陰	處暑	晝夜溫差大，注意肚臍保暖
	白露	秋高氣爽，預防氣管哮喘過敏	秋分	陰陽相半，晝夜均寒暑平，納陽補陰
	寒露	低溫需注意心腦血管疾病	霜降	把握冬季儲存能量的最後機會
冬	立冬	秋冬養陰，無擾忽陽，虛者補之	小雪	早臥晚起，必待日光
	大雪	身體能量幾乎耗盡，多鍛鍊少消耗	冬至	冬令進補，養藏為主
	小寒	氣溫驟降，呼吸道保暖	大寒	臉部遇冷刺激，當心顏面神經麻痺

《實性體質》

	節氣	養生建議	節氣	養生建議
春	立春	要控制脾氣，當心痔瘡復發	雨水	容易引起血壓波動不穩
	驚蟄	注意保暖，避免舊傷復發	春分	陰陽平衡，以平為期
	清明	容易心煩氣躁、頭痛眩暈	穀雨	好發目眩、頭痛、高血壓
夏	立夏	心為陽臟，暑氣促進心臟運作	小滿	濕邪潛伏，多吃清熱利濕的食物
	芒種	天氣轉熱，人易汗出，汗出不見濕	夏至	陰陽轉換時機，好好養肝陰肝陽
	小暑	溫度濕度增高，當心痔瘡風濕	大暑	多雨潮濕的苦夏，容易食慾不振
秋	立秋	晝夜溫差加大，預防傷陰暑	處暑	秋主燥，暑濕易傷脾
	白露	滋水養陰，順暢排泄	秋分	冬吃蘿蔔夏吃薑
	寒露	氣溫降低易受寒邪之氣入侵	霜降	晨起喝水，注意排便
冬	立冬	天寒地凍，斂陰護陽為本	小雪	寒則血結，注意血液循環
	大雪	因天冷身體代謝也變慢	冬至	冷天避免血壓不穩
	小寒	腎陽受損時腰膝冷痛	大寒	補氣養血，滋補五臟優先

人體十二經絡，恰好對應著二十四節氣

經絡與健康的關係

中醫認為，在體內聯繫臟腑與體表皮膚肢節的通路，稱為「經絡」，通路大者稱為經脈，經脈的分支稱為絡脈，是運送氣血的管路，其中「血行脈中，氣行脈外」，人體的外表是否能夠容光煥發、神采奕奕，靠的就是體內氣血的補充及維持，而氣血的產生與臟腑的功能相關聯，氣血通路的順暢也影響外在顯露的樣貌，因此如果人體氣血旺盛、平衡、經絡運行通暢，必然表現出健康的平和體質。

人體的十二條經絡順著二十四節氣運行

人體有十二條經絡，陰經通於腑、陽經通於臟，隨著大自然節氣的交替，人體體內的經絡也相對感受不同的能量變化，而表現出不同的經絡表現狀況，十二條經絡甚至順著二十四個節氣，在一年內一進一出，充分表現出中醫學裡，人體與大自然間，天人相應、形神合一的精髓。

人體的脊椎也都對應著二十四節氣

除了體內的經絡，代表人體最大能量轉運站的脊椎，也與二十四節氣相呼應。中醫觀察人體的脊椎包括頸椎七節、胸椎十二節、腰椎五節，一共二十四節椎體，而人體的每節脊椎，恰好都對應某個節氣，所以我們也能夠採取適當的方式，在特定的節氣，進行特定椎體的保養，以恢復身體的自癒力。

以春季的立春、雨水兩個節氣為例，對應到人體的手少陽三焦經，也對應到人體的第一及第二腰椎，所以不論本身屬於何種體質，在立春、雨水節氣裡都會感受到體內特定部位及臟腑的能量發生變化，如果恰巧在所對應的部位或臟腑，先天發育偏弱，或有舊傷，感受也會更加明顯。以冬至為例，這個節氣剛好對應到人體的第五腰椎，及足少陰腎經，如果原本就有腰椎受傷的病史，在冬至時會特別感受到腰部不舒服；即使是健康的人，因為足少陰腎經會經過腳跟，在冬至時也容易扭傷腳踝，也經常發生在早上起床時腳踩地、腳跟不舒服，或是久站時感覺腳跟特別疼痛，這些

壹

症狀都與節氣相關。

以夏至為例，這個節氣剛好對應到人體的第五胸椎，與手少陰心經，如果原本就有心臟血管疾病的人，在夏至時，會特別感覺到胸悶、心悸等不舒服的症狀；即使是健康的人，也容易感應到節氣而有莫名呼吸不順、短暫缺氧、胸悶心悸，但一下子又緩解的現象。

其餘節氣與臟腑，及經絡的相關對照表格，請詳見下方。（第23頁）

一天十二個小時，有不同的養生規律

提到經絡的運行，就不得不提到「子午流注學說」，這是中醫重要的養生觀念，也是研究一天之中，人體體內氣血運行的相對應時刻。所謂子午，指的是十二個地支中的兩個時辰，子時就是指午夜十一點到凌晨一點，午時就是指正午十一時到下午一時，這同時代表體內陰陽的分界時刻，而流注所代表的是經絡氣血的運行，及其盛衰的表現。

所以順著二十四節氣養生，或是在一天之中順著十二時程養生，都是順著大自然運行的規律，所發展出來，順著生物時鐘的作息養生，了解體內的運行，與大自然的規律節奏相呼應，必然能譜出一首寧靜安詳的樂曲，深刻感受內心的寧靜與喜悅，同時擁有真正健康自在的身心靈。

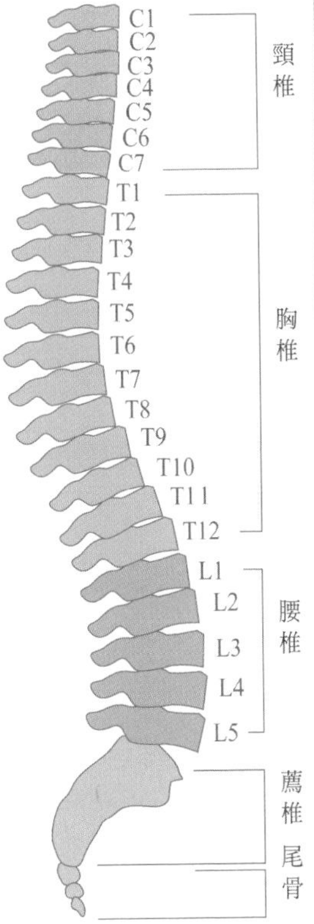

四季	節氣	人體脊椎	節氣	人體脊椎	經絡
春	立春	L2（第二腰椎）	雨水	L1（第一腰椎）	手少陽三焦經
	驚蟄	T12（十二胸椎）	春分	T11（十一胸椎）	手陽明大腸經
	清明	T10（第十胸椎）	穀雨	T9（第九胸椎）	手太陽小腸經
夏	立夏	T8（第八胸椎）	小滿	T7（第七胸椎）	手厥陰心包經
	芒種	T6（第六胸椎）	夏至	T5（第五胸椎）	手少陰心經
	小暑	T4（第四胸椎）	大暑	T3（第三胸椎）	手太陰肺經
秋	立秋	T2（第二胸椎）	處暑	T1（第一胸椎）	足少陽膽經
	白露	C7（第七頸椎）	秋分	C6（第六頸椎）	足陽明胃經
	寒露	C5（第五頸椎）	霜降	C4（第四頸椎）	足太陽膀胱經
冬	立冬	C3（第三頸椎）	小雪	C2（第二頸椎）	足厥陰肝經
	大雪	C1（第一頸椎）	冬至	L5（第五腰椎）	足少陰腎經
	小寒	L4（第四腰椎）	大寒	L3（第三腰椎）	足太陰脾經

▲人體經絡脊椎圖

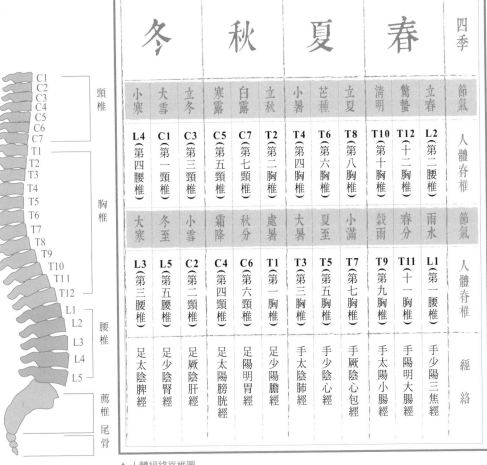

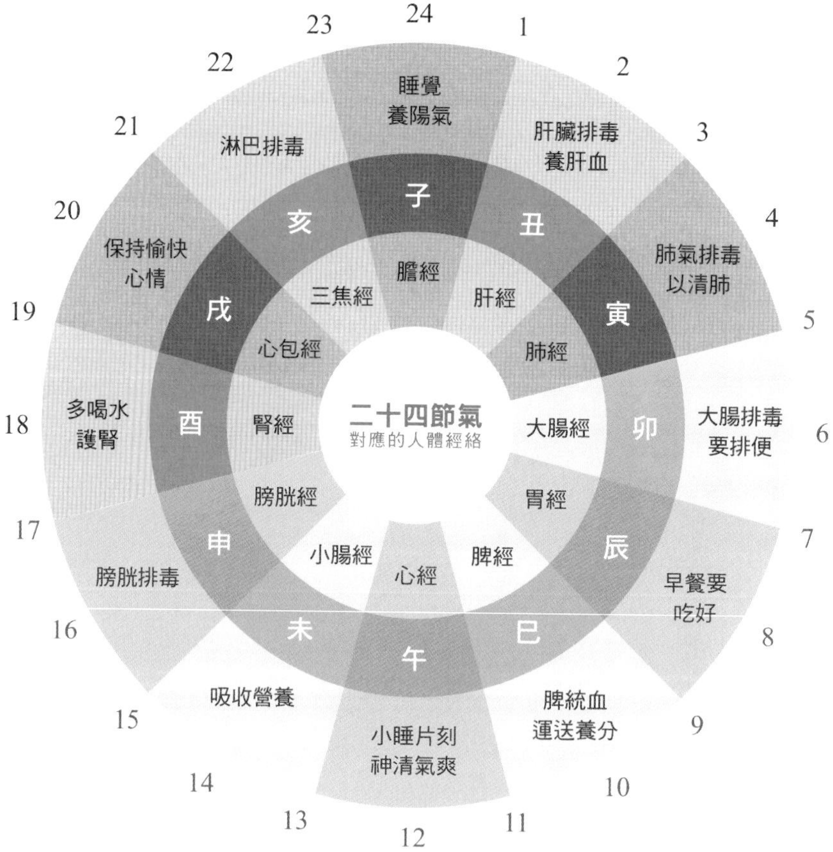

▲人體經絡在一天之中，
子午流注的循行時間

二十四節氣與脊椎的對應關係

我們把頸椎第一到三節稱為「風寒關」，對應到大雪、小雪、立冬三個節氣；胸椎第五到八節稱為「氣血關」。對應到夏至、芒種、小滿、立夏四個節氣，腰椎第三到第五節稱為「寒冷關」，對應到大寒、小寒、冬至。

風寒關的意思是指：頸部是最容易感受風寒的部位，在天冷時期，特別容易感受外界低溫而使頸部僵硬，輕則手指麻木，重則影響腦部血液循。氣血關的意思是指：胸部是主管全身氣血循環最主要的部分，有心、肺置中，如果失調，容易導致心煩意亂、脾胃虛弱等症狀。而寒冷關是指：腰椎是負責全身上下的氣血循環，如果遭遇寒冷易使身體內分泌失調。因此，學習如何順應節氣養生保健，是現代人不可或缺的知識。

貳
CHAPTER

跟著二十四節氣，培養健康體質

立春

SPRING BEGINS

2/3-2/5

陽曆

天門冬

ASPARAGUS COCHINCHINENSIS

科／百合科

屬／天門冬屬

別名／絲冬、天棘、天文冬、萬藏籐、大當門根

屬性／養陰潤燥、清肺生津、去痰止咳、利尿解熱

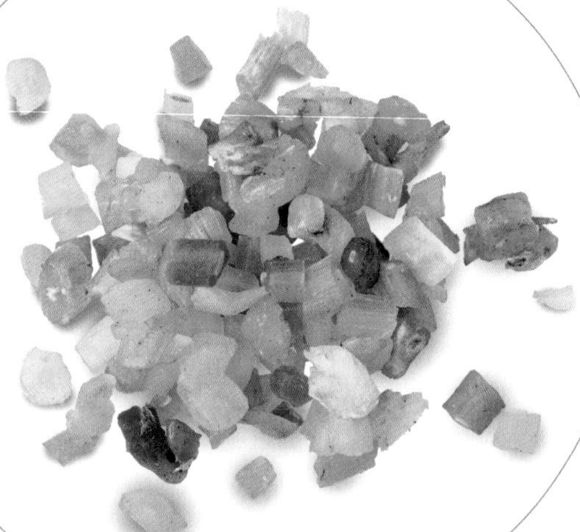

春天開始於立春，是最容易感冒的時節

傳統中醫以「天人合一，順時養生」的原則，作為養生保健的基礎理論，而春天正是生長發育的季節，此時氣候由寒轉溫，草木開始萌芽，萬物開始復甦，人體內的經脈氣血也跟著活躍旺盛而充實起來。在天文學上，我們習慣將「四立」作為四季的開始，春季之始於「立春」，夏季之始為「立夏」，依此類推。而立春並非想像中，屬於溫暖的春風拂面，反而是真正有寒意，陰雨綿綿、春寒料峭的季節，俗話說：「春天後母面」，意思就是入春後，天氣容易冷暖無常、陰晴不定，原本體質較弱的人，特別容易在這個季節感受到氣的喜怒無常、捉摸不定，因此，也是一年當中最容易感冒的時節！

春天的養生法，注重養肝

按照大自然的屬性，春屬木，與肝相應，「春三月，此謂發陳，天地俱生，萬物以榮，夜臥早起，廣步於庭，被髮緩形，以使志生，生而勿殺，予而勿奪，賞而勿罰。此春氣之應，養生之道也。逆之則傷肝……。」（《黃帝內經》），提到春三月應該晚睡早起、多散步，因此在立春的補養五臟應以養肝為優先。

心平氣和，提升肝的免疫力

所謂春三月，指的是立春開始到立夏之間的時期，在這春季時節，天地萬物皆處於甦醒的狀態，此時也是人體體內臟腑經絡運行發展的最佳時節！在這美好春日，人們應該要夜臥早起，多多到郊外接觸大自然，吸收天地之間生長發育所散發的旺盛陽氣，同時要保持心境平和，起心動念皆心懷感恩，感念萬物的厚澤載物，避免殺戮之氣；要多以讚美獎賞的眼光欣賞事物，避免鑽牛角尖，以懲罰自責的心態度日。這就是春季所建議的養生之道，如果違背這樣的養生建議，人體的肝臟則首當其衝，最容易受到節氣影響，使肝氣鬱結，甚至肝火上炎，而且這樣的影響，還會一直延續到夏季，使身體許多小病痛無法恢復呢。

多穿青色衣服，多吃綠色食物

在穿著方面，根據《禮記．月令》的記載，春季適宜穿著青色的衣服，配帶青色的飾品，對應中醫五色對應五臟的理論，青色通於肝氣，也不謀而合。現代醫學研究發現，太陽光含有紅、橙、黃、綠、藍、靛、紫七種顏色，再加上遠紅外線、紅外線、紫外線等，其中綠光的頻率及波長對應肝臟相關疾患，也有輔助的效果呢！肝臟在體內，是屬於生長發育、代謝生存的器官，會產生許多的胺基酸及酵素，所分泌的綠色膽汁就好比身體的綠能，能夠幫助體內脂肪的消化吸收，同時有所謂排毒解毒的功用，重要性可想而知，難怪會被稱為「將軍之官，謀略出焉」。肝是抵擋外界毒素入侵體內的總司令，不僅主動抗敵，也是耗損極大的器官，因此我們可以把握在春季，多吃綠色的食物養肝護肝，幫助提升肝的免疫力。

立春

天門冬

ASPARAGUS COCHINCHINENSIS

藥材特質

科屬及品種：百合科天門冬屬植物之乾燥塊根，為蔓莖多年生草本，入藥用其塊根。苦寒且性冷。

原產地：原產於南非、中國大陸、琉球、日本、菲律賓及南洋群島，台灣野外旱地、全省平原至低海拔地區都有分佈。

台灣產地期：台灣天門冬多為野生植物，是常用的民間中藥，也有人工培植，採收時間由九月至隔年三月。

食用功效：天門冬養陰潤燥、清肺生津、去痰止咳、利尿解熱，性寒味甘苦，入肺、腎經，含有天門冬胺、L－天門冬醯胺、黏液質、β－

宜

一般食療入菜，多為熬排骨湯或雞湯食用。

忌

苦寒性冷，脾胃不佳者千萬不能多吃。或加入適量薑片同煮。

甾醇及多種氨基酸成分，是中醫運用於治療肺、腎虛熱之要藥。近代藥理研究發現，天門冬煎劑至百分之1的濃度具有滅蚊抗菌效果，動物實驗則發現對於提升免疫力及抗癌的研究有所幫助。

食用方式：春至夏季開白色或黃色小花，雌雄同株，漿果熟時由綠轉紅，嫩葉可食，地下塊根可食用，新鮮天門冬可以燉排骨湯。但此藥苦寒且性冷，脾胃不佳者千萬不能多吃，一般食療以6克入菜，多為熬排骨湯或雞湯食用。

提醒：立春時節適合體質燥熱容易便秘的人食用，虛寒體質不建議多吃，或須加入適量薑片同煮。

外用：天門冬10克加水1百CC同煮，放涼後去渣，可外用於皮膚，防蚊抗菌。

《天門冬排骨湯》

- 材料：天門冬10克、排骨1百克。
- 做法：排骨汆燙去血水，與天門冬同煮，加水至淹過排骨二指深的地方，大火濾過後轉小火10分鐘，熄火後悶10分鐘，即可食用。

《食材功效》

五味：辛甘
五性：溫
歸經：肺

洋蔥

Allium cepa
恆春

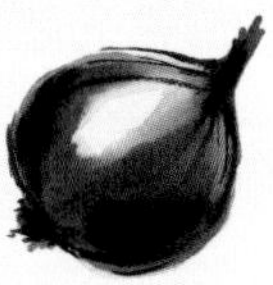

《食材科屬》

春天盛產的洋蔥，是春天推薦的好食材，也是一種常見的天門冬目石蒜科蔥屬植物，為兩年或多年生草本，原產於亞洲中部，拉丁文的意思為「大顆的珍珠」，其實是洋蔥帶有如珍珠光澤的溫潤外皮，就像一顆又大又圓的珍珠一般。

● 恆春洋蔥適宜涼拌沙拉

洋蔥特殊的鱗莖部分，原本是為了適應沙漠的乾燥氣候，從十七世紀起，洋蔥在歐洲大陸已經普遍栽種，而台灣地區在一九五四年之後，從恆春開始栽種洋蔥，目前也是恆春當地的特色蔬菜呢！台灣恆春生產的洋蔥，纖維較細且鮮甜，少了進口洋蔥辛辣的口感，非常適合當成涼拌沙拉食用，為了推廣洋蔥，屏東車城農會還設置了「洋蔥產業文化館」，詳述歷年來洋蔥生產資料及洋蔥整地、育苗、移植、生長、採收、銷售等過程，並有洋蔥繪畫、作文、俚語作品等，帶領人們更進一步了解洋蔥。以風味來說，洋蔥分甜味種和辣味種。辣味種多為黃皮和白色皮，甜味種則以適合生食的紫玉洋蔥為代表。

《食材功效》

● 增強免疫力、抗癌、降血脂

中醫認為，洋蔥性溫味辛甘，入肺經，含有一些生理活性物質，如大蒜素等硫化合物與硒等抗氧化物質，也被認為能夠殺菌，而且有利於增強免疫力、抗癌、降血脂及促進腸胃蠕動。切洋蔥時，洋蔥含有的大蒜素具有強烈的刺激味道，會刺激人的眼睛和鼻子，使我們在切洋蔥時淚流不止，此時可以先將洋蔥放到冷凍庫五到十分鐘，減低造成刺激性的二烯丙基二硫成分釋放到空氣中。

● 清血管，降低膽固醇

洋蔥有淨化血液的效果，能夠預防血液凝固、有效清血管，並降低體內膽固醇，雖然生吃的味道較辛辣，但是烹飪之後就不會太刺激了。

《食用宜忌》

在吃完油膩的食物後，不妨吃一些生洋蔥，可增加血液中好的膽固醇，但是也要提醒大家，如果本身是消化性潰瘍患者及腸胃容易脹氣者，則不宜食用過量洋蔥唷。

《食材功效》

五味 辛

五性 溫

歸經 胃、肺

蔥

宜蘭三星

Allium fistulosum L.

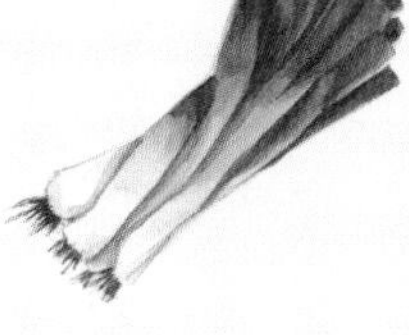

《食材科屬》

青蔥是天門冬目石蒜科蔥屬植物，是一年生或多年生宿根性植物，原產於中國西北部及西伯利亞貝加爾湖一帶，是華人非常重要的辛香料蔬菜，台灣早期由大陸移民傳入，幾乎所有縣市都有栽種，而台灣蔥的種類多達數百種，有粗蔥及細蔥，粗蔥以適合秋冬栽植耐寒的大蔥為代表，細蔥則包括宜蘭三星地區的日蔥、經常做成紅蔥頭的珠蔥等等，而三星地區農會為了推廣當地特有的三星蔥，在當地也設立「三星青蔥文化館」，詳細敘述蔥的歷史、構造、土壤環境、培育、栽種、產銷過程及各種青蔥料理等小秘訣，三星蔥的蔥白部分既潔白又粗細均勻，質感結實堅挺不萎軟，葉色青綠不枯焦，纖維口感細嫩不老，蔥味香濃，不僅好吃，又能體驗一日農夫，感受拔蔥及現採新鮮青蔥料理呢。

《食材功效》

● 發汗趨寒

中醫認為，蔥白性溫味辛，入肺、胃經，有發汗解表、溫通散寒的效果，蔥白首出自《名醫別錄》，在《本草經疏》云：「蔥，辛能發散，能解肌，能通上下陽氣，故外來怫郁諸證，悉皆主之。」

● 幫助消化、預防胃癌及其他癌症

現代醫學研究發現，蔥富含膳食纖維，可以幫助消化；微量元素硒能刺激消化液分泌，促進食慾，並可降低胃液內的亞硝酸鹽含量，對預防胃癌及多種癌症有一定作用。

● 抗菌、緩解感冒初期症狀

特別是蔥白的部位，富含豐富的維他命C，能緩解感冒初期的頭痛、鼻塞、腹瀉等症狀；蔥青的部位則含有蒜素，能促進維他命B1的吸收，及幫忙殺菌抗菌。

《食用典故》

中醫講：「五菜為充」，五菜指的是韭、薤、葵、蔥、藿等蔬菜，而《靈樞經．五味》提到：「韭酸、薤苦、葵甘、蔥辛、藿鹹。」蔥是屬於非常古老的蔬菜，蘇軾晚年被貶到海南島時，作了〈被酒獨行，遍至子雲威徽先覺四黎之舍〉，詩中寫到：

半醒半醉問諸黎，竹刺藤梢步步迷。但尋牛矢覓歸路，家在牛欄西復西。／總角黎家三小童，口吹蔥葉送迎翁。莫作天涯萬里意，溪邊自有舞雩風。／符老風情奈老何，朱顏減盡鬢絲多。投梭每困東鄰女，換扇惟逢春夢婆。

其中第二段描述了黎家三位孩童，一邊吹著蔥葉一邊迎送蘇軾，使他感覺心情暢快，因而忘卻飄泊天涯的鬱悶之氣。

《食療醫方》

● 蔥白豆豉湯

適用症狀：感冒初期。

做　　法：蔥白一把、加上淡豆豉煮水喝。

療　　效：能達到發汗的效果。

● 蔥白薑湯

適用症狀：感冒同時還有頭痛的現象。

做　　法：蔥白半斤、生薑2兩，煮水熱熱的喝。

二十四節氣養生筆記

雨水

THE RAINS

2/18-2/20

陽曆

紫蘇

PERILLA FRUTESCENS (L.) BRITT.

科／唇形科

屬／紫蘇屬

別名／紅紫蘇、蘇葉、赤蘇、香蘇

屬性／散寒鎮咳、理氣寬胸、緩解支氣管痙攣及促進腸胃蠕動

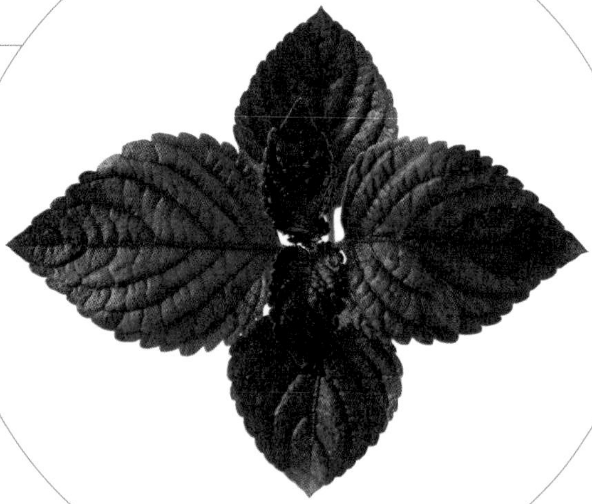

雨水來了，要特別注意花粉症

雨水時節，不僅代表雨量增多，也代表寒風刺骨的天氣漸漸消失，春天的腳步近了。立春過後，是萬物萌生發芽的季節，正需要雨水，而此時正是冰雪融化、春風拂面的好時節。人體經過一整個冬天的潛藏，身體開始舒展，毛孔也由封閉狀態轉為張開狀態，此時要特別注意正是花粉症的好發時期。一來因為花開季節，空氣中大量飄浮著花粉，很容易隨著呼吸進入人體，二來因為春暖花開，人們經常會到戶外健走，或開窗透氣，而此時身上的毛孔隨著陽氣升發而打開，大量的花粉等過敏原很容易趁虛而入，使張開的毛孔無法趁機排除體內累積了一整個冬天的毒素廢物，反而使過多的過敏原進入體內。

嚴防肝火太旺、寒濕之症

隨著雨水時節的到來，春雨綿綿的序幕也即將拉開。雖然萬物的生長都離不開雨水，但是人體在雨水長期浸潤下，往往出現身體有黏膩感、關節痠痛、食慾不振、皮膚起疹等濕盛的症狀。中醫認為，春屬木，因為春季萬物生發，與木的生長相類似；而人體五臟之中，肝也屬木，因肝喜調達，與木的特性也相類似，因此春季宜養肝。中醫五行相生相剋傳變理論中認為，肝屬木，樹木的特性就是喜歡乾燥、怕潮溼。在雨水時節如果肝火太旺，會影響脾胃消化吸收的功能，而脾是身體排除溼氣的主要臟器，加上雨水時節春雨綿綿，外界溼氣很重，體內溼氣又不易排除，會使人出現身體疲倦、沉重、不舒適等溼氣重的症狀。

血壓隨氣候變化，要注意保暖腳部

在衣著方面，雨水時節，氣侯由寒轉暖，氣溫一日三變，不宜過早脫去秋冬厚重的衣物。雨水時節不穩定的氣候變化，尤其反映在血壓上。人體對於雨水時節多變氣候的適應性不佳，忽冷忽熱的氣候，經常導致血管不斷的收縮擴張；加上穿了一整個冬天的厚重衣物，人體新陳代謝仍偏弱，一定要注意保暖，特別是頸部及雙腳的保暖，不宜過早脫去厚重衣物。雨水時節，因為陰雨綿綿，心情鬱悶，也容易引起肝氣鬱結，肝氣鬱而不升發，容易加重原本血壓不穩的狀況！所以在雨水時節，要注意腳部保暖與靜心養性，避免情緒波動影響健康。

雨水

紫蘇

PERILLA FRUTESCENS (L.)BRITT.

藥材特質

科屬及品種：唇形目唇形科紫蘇屬植物，一年生草本植物。

原產地：主產於東南亞、台灣、中國大陸江西、湖南等中南部地區、喜馬拉雅地區，日本、緬甸、朝鮮半島、印度、尼泊爾也引進此種，早在一百多年前就被引入歐洲，而北美洲也有生長。

食用功效：紫蘇的莖、葉和種子均可入藥，其葉稱為紫蘇葉，性溫味辛，色紫氣香，入肺、脾經，具有發汗解表、行氣和胃之功效，新鮮的紫蘇葉富含礦物質和維生素，具有很好的抗炎作用，也可為其他食品保鮮和殺菌使

宜

新鮮紫蘇梗煮湯；乾燥的紫蘇子炒熟碾碎後做為香料食用。

忌

溫熱病及氣虛體弱者忌服。

《典故》

相傳某日，華佗帶著徒弟到酒店用餐住宿，看到一群紈褲少年在比賽吃螃蟹，吃完的空蟹殼堆積在餐桌上，如一座小山。華佗見了，上前好言相勸：「螃蟹性寒，

用。紫蘇梗有理氣寬中、止痛、安胎功效。

食用方式：單獨入菜或煎蛋、甚至當成水餃的餡料來製作菜餚，都是非常美味又養生的料理。新鮮紫蘇梗煮雞湯或魚湯，別具風味。紫蘇的果實紫蘇子又名蘇子、黑蘇子、野麻子、鐵蘇子，具有降氣消痰、平喘、潤腸功效，尤其印度及尼泊爾地區，特別喜歡使用新鮮乾燥的種子，炒熟碾碎後做為香料食用，同時也是正統中東咖哩的香氣來源之一唷。

《紫蘇蜂蜜飲》

在雨水時節食用紫蘇，可以散寒鎮咳、理氣寬胸、緩解支氣管痙攣及促進腸胃蠕動。

● 功效：蜂蜜性平味甘，有潤肺滋養的效果。
● 材料：取乾紫蘇葉3錢。
● 做法：取材料，加入5百CC沸水悶泡10分

吃多了會肚子痛，少吃些吧！」

年輕人聽了，輕蔑地說：「我們自己掏錢吃螃蟹，犯著你了嗎？不用你管！」華佗心生慈悲，轉頭去對店家說：「不要再賣螃蟹給他們了，這樣吃下去很危險的！」

老闆把臉一板地說：「你少管閒事，別壞了我的生意！」到了半夜，小夥子個個突然大喊肚子疼，有的額頭直冒冷汗、臉色發白，有的倒在地上抽搐。

華佗立刻領弟子到河邊採草藥，將草的莖葉煎成湯給大家喝，過不久，大家的病都好了！那草藥色紫，又見到

鐘，再加入適量蜂蜜趁熱飲用。

《紫蘇葉粥》

● 功效：對於體質偏寒怕冷的人，最能有溫暖養生的效果。

● 材料：紫蘇葉10片、糙米60克。紅糖適量。

● 做法：鍋內加入適量水，放入紫蘇葉。煮開後加入紅糖，攪拌均勻。

年輕人病痛解除後舒服的樣子，便給它取名為紫舒，後來流傳演變成紫蘇。

紫蘇是華佗曾看到一隻水獺吃完一條大魚後，肚子鼓脹難受地躺在岸上，過一會兒艱難地游回水裡，不久又爬到岸上吃紫草的葉子，來回數次，於是觀察到這種紫草可解魚毒。

荸薺

Eleocharis dulcis

台灣中部、南部和澎湖

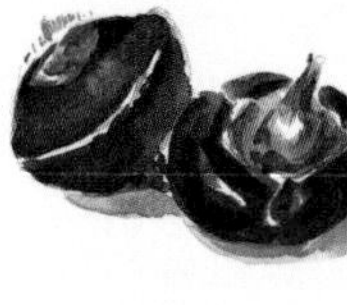

《食材功效》

五味：甘

五性：寒

歸經：肺、腎

《食用科屬及產地》

荸薺是莎草目莎草科荸薺屬植物，為多年生水生草本植物，原產印度，中國分佈於江蘇、安徽、浙江、廣東、湖北、湖南等有淺水的地方，每年11至2月為產期，台灣主要產地分佈於台灣中部、南部和澎湖，多種植在水田。荸薺又稱為「馬蹄」，地下膨大的球莖為食用部位，生長在泥水之中，採收時需放水全手工摘採，栽種到採收都極為費工。

《食用典故》

相傳當年孫悟空被玉皇大帝封為「弼馬溫」時，無心看管仙馬，有一次吃飽喝足呼呼大睡時，九匹仙馬趁機逃出南天門，落入凡間，選擇在桂林衛家渡落腳，不但幫忙翻地運貨，也與當地農民成為朋友。玉皇大帝知道後震怒，派雷神召喚仙馬歸天。當然仙馬捨不得桂林山靈水秀的好風光，也放不下物豐人和的情感，於是雙方激烈交戰，一時之間飛沙走石，雷神揮著利斧，仙馬死命狂奔，激戰之間，一匹馬的蹄子被斧剁下，落入衛家村肥嫩的田裡。隔天農夫到田裡，發現血淋淋的馬蹄子，知道天馬遇難，懷著沉痛的心情，把這對馬蹄埋在田裡。隔年，埋在田裡的馬蹄發芽了，筆直如利劍般的葉梗，直直指向天際，仙馬托夢給村民，說在葉梗下埋有好吃的果子，於是人們把果子挖出來嘗了嘗，果然清脆甜美，好吃極了。消息傳開後，衛家渡家家戶戶都在田裡種下了這種果子，也為了紀念這段浪漫美麗的傳說，將果子取名為「馬蹄」。

《食材功效》

● 消除水腫、幫助利尿，促進骨骼發育

中醫認為，荸薺性寒味甘，具有益氣安中、開胃消食、除熱生津、止痢消渴的功效，同時也可以利尿通便、化濕怯痰。台灣屏東地區的荸薺，口感香脆。可以當水果吃，也可以入菜。荸薺中含的磷，是根莖蔬菜中相對高的，每1百公克荸薺含有52毫克的磷，能促進人體生長發育和維持生理功能，對牙齒骨骼的發育有很大好處，同時可促進體內的糖、脂肪、蛋白質三大物質的代謝，調節酸鹼平衡。因此荸薺也適於孩童食用。荸薺也算是高鉀的食物，每1百克荸薺含有4百50毫克的鉀，可以消水腫，幫助利尿，對於高血壓有一定的幫助。

《食療醫方》

● 荸薺豚骨湯

材料：取8～10顆外皮紫黑的荸薺，去皮切丁。另備妥豚骨高湯。

做法：去皮後的荸齊加入事先熬煮滾沸的豚骨高湯，悶煮10分鐘即可。

禁忌：荸薺性寒，不易消化，如吃太多，容易腹脹。消化較差者不宜多食；另外生荸薺易感染薑片蟲，建議還是煮熟再食用，避免寄生蟲感染腸胃，反而傷了脾。

蓮霧

Syzygium samarangense (Bl.) Merr.et Perry

屏東、高雄、宜蘭、嘉義等地

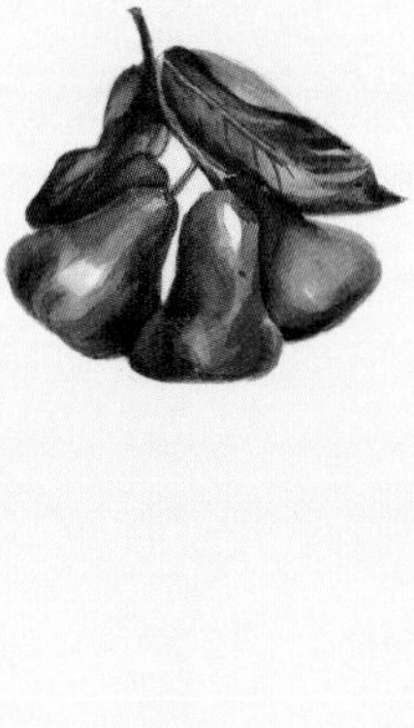

《食用科屬及產地》

蓮霧別名菩提果，是桃金孃目桃金孃科赤楠屬的常綠小喬木的果實，因為外型類似鈴鐺，也稱為bell-fruit。原產於馬來西亞及印度安曼群島，主要生長於熱帶，十七世紀時由荷蘭人引進台灣，根據二〇一〇年行政院農委會所統計，台灣蓮霧主要分佈於屏東、高雄、宜蘭及嘉義，全台種植面積為5千6百34公頃，年產5萬9千6百75公噸，其中高雄縣與屏東縣的栽培面積，佔全台蓮霧栽培面積的百分之86，是最大的產地。

●台灣本土的蓮霧是紅色種

蓮霧喜歡濕潤且肥沃的土壤，需水量大又耐濕，品質與品種、氣候、土壤、施肥、產季、採收熟度等諸多因素都有相關，本土的台灣蓮霧是紅色種，歷史悠久，而市面上最受歡迎、最有經濟價值的是俗稱為「黑珍珠」的南洋種，如屏東黑珍珠、屏東黑金剛、高雄六龜黑鑽石等，都是屬於此品種。二〇〇一年從泰國引進的品種，如雲林古坑及彰化田中等地的子彈蓮霧、飛彈蓮霧、紫鑽蓮霧等，均為此品種。

《食用功效》

● 潤肺止咳、解熱利尿

相傳嘉慶皇帝遊台灣時，曾經以蓮霧題詩：「但有繁鬚開爛漫，曾無輕片見摧殘。海天春色誰拘管，封奏東皇蠟一丸。」中醫認為，蓮霧性平味甘，甜美多汁，具有潤肺止咳、解熱鎮靜、消暑利尿之功效。如果在雨水時節，身體感覺煩躁不安，雖然外界濕氣重，體內還是經常口乾，又自覺有脾濕困倦的症狀時，不妨試試蓮霧。蓮霧也可以入菜，加青蒜與雞肉同炒，一樣營養滿分！

《食療醫方》

● 蓮霧水果沙拉

功效：蓮霧生吃利濕除煩，入菜一樣美味可口。

材料：蓮霧、洋蔥、西瓜洗淨切丁，備用。

做法：取一碗冷開水加入少許醋，浸泡備妥的材料。撈出材料、瀝開水分後，淋上沙拉醬即可。

● 蓮霧拌炒雞肉

材料：蓮霧洗淨切塊、兩根青蒜洗淨備用。雞胸肉切丁放入碗中，加入太白粉、蛋白、醬油、米酒拌勻，備用。

做法：在鍋中倒入適量油燒熱，先放入青蒜白色根莖、雞丁、蓮霧快炒；再加入少許水、胡椒粉、糖、鹽拌炒，起鍋前再放入青蒜葉。裝盤後淋上少許香油。

驚蟄

INSECTS AWAKEN

3/5-3/7

陽曆

枸杞

LYCIUM CHINENSE MILL.

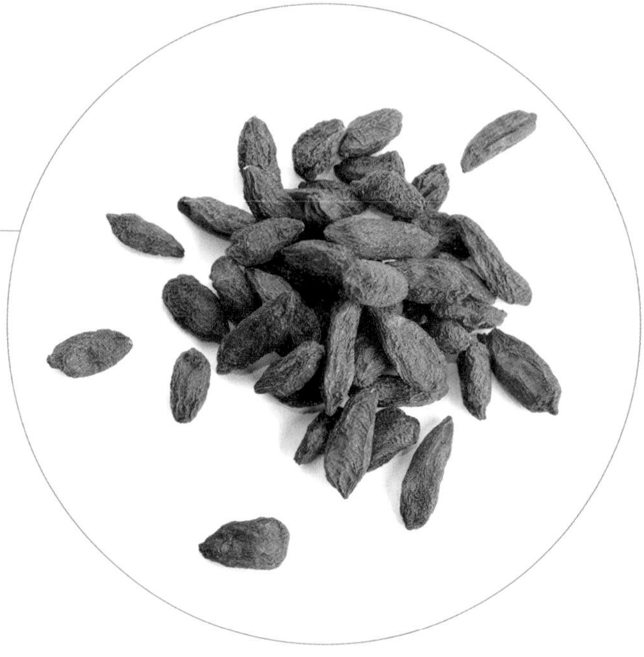

科／茄科

屬／枸杞屬

別名／向陽草

屬性／氣可充、血可補，陽可生，陰可長，火可降，風溼可去

初春以後，天氣變暖和

驚蟄，在每年3月4日至7日間開始。曆書記載：「斗指丁為驚蟄，雷鳴動，蟄蟲皆震起而出，故名驚蟄。」驚蟄的意思就是初春以後天氣轉暖，春雷乍動，震驚了蟄伏在泥土或洞穴理冬眠的各種動物，此時過冬的蟲卵也開始孵化，可見驚蟄時節反映的現象，不只是隆隆的雷聲，真正使冬眠動物甦醒的，是逐漸升高的氣溫。古代將驚蟄分為三候：「一候桃始華；二候黃鸝鳴；三候鷹化為鳩。」意思就是指驚蟄時節，是春暖花開，花團錦簇、黃鶯鳴叫、春燕飛來的時節。

打雷了，迎來豐年

台灣的陽明山國家公園，此時已經呈現一整片花海，三月份正是杜鵑花盛開的時候，白色、桃色、粉紅色的杜鵑花將春天點綴得更美麗了。大部分地區也已開始進行農作，驚醒蟄伏在泥土裡冬眠的各種昆蟲，農夫常依據「驚蟄」這一天是否打雷，來預測今年的收成，如果打雷，表示今年的收成會很好；如果沒有雷聲，就表示今年收成可能不佳。可見驚蟄是反映大自然萬物生長及氣候現象的一個節氣。

需多注意感染流行性感冒，易發生春困症狀

在驚蟄時節，許多病毒細菌也漸漸滋生。隨著氣溫逐漸升高，人體表皮的毛細孔也逐漸張開，中醫認為，「肺主皮毛，開竅於鼻」意思就是外來的熱邪之毒，從人體口鼻進入後，首先侵犯肺臟，在驚蟄時節特別容易感染流行性感冒，加上天氣乾燥多風，氣候多變，身體直接接觸外界忽冷忽熱的氣候，曾經受損的組織經絡運行不暢，容易受到刺激，導致舊傷復發。體質虛弱的人，隨著驚蟄節氣，肝陽之氣漸升，陰血相對不足，無法對付外來的病毒細菌，因此體質虛弱的人在驚蟄時節要特別注重提升肝臟氣血，以達陰陽調和，才能避免感染流行性感冒。

不宜猛然進補

在提升肝臟氣血時，也不可躁進，猛然進補，以免肝氣升發過快，肝氣直上頭部，滯留頭皮。驚蟄驚蟄時節肝氣容易往上聚積，補過頭容易使使人體感覺頭重腳輕，昏昏沉沉，表現出春困的症狀。

肝氣陽升，養生要早睡早起，徹底放鬆心情

驚蟄過後萬物復甦，是春暖花開的季節，同時也是各種疾病活躍的季

節。春季與肝相應，驚蟄時節人體的肝陽之氣漸升，養生應順乎陽氣的生發，保持精神愉快，則氣血經絡的運行自然順暢。平常可以多讀書，培養內涵，早睡早起，多到戶外或公園散步，同時穿著寬鬆的衣物，讓頭髮自然披散，使身心徹底放鬆及舒展。在這萬物生長的季節，務必保護萬物，多給予，勿奪取，勿殺生，如此內心自然清淨平和，與生俱來的精神，便會固守在它原本的職位上，身體的元氣也自然安定充實，正氣存內，邪不可干。

驚蟄

枸杞

LYCIUM CHINENSE MILL.

藥材特質

科屬及品種：別名向陽草，是茄目茄科枸杞屬落葉灌木的果實。春枸杞有兩種栽培種，一種為寧夏枸杞，學名為Lycium barbarum，品質較佳，這種枸杞樹有荊刺，果實寬且橢圓，主要以果實及根部入藥；而台灣枸杞學名為Lycium chinense，為植株較小、枝葉繁密的小灌木種，多取葉用。

原產地：原產於南非、中國大陸、琉球、日本、菲律賓及南洋群島。

食用功效：古人常說：「離家千里勿食枸杞」，意思是提醒婦女，如果先生要出遠門，別讓他吃太多枸杞，以免興陽後慾火難滅。

宜

可滋陰補腎、潤肺除燥、養肝明目。

忌

每日宜食用20克。脾胃有寒、肚瀉、上火時不宜食用

《典故》

相傳於寧夏地區，有一位體弱多病的書生，寒窗十年仍無法赴京趕考，因而決心赴終南山尋求高人醫治。當他不遠千里到達終南山時，卻不見仙人蹤跡，只看到一位少女鞭打一位年近百歲老

中醫認為，枸杞性平味甘，入肝、腎、肺經，《本草經》將之列為上品。根據行政院農業委員會苗栗區農業改良場的資料顯示，台灣的枸杞葉富含芸香甘（Rutin），具有減緩血管硬化及抗過敏等作用；還有甜菜鹼，具有降血壓及抗發炎等效果；還有β－谷固醇、葡萄糖苷及多種維他命及胺基酸，對於降血壓的效果還不錯。

中藥材的枸杞最能補肝腎之陰，其色赤屬火，能補精壯陽，《藥品化義》裡說：「枸杞，體潤滋陰，入腎補血，味甘助陽，入腎補氣。」所以具有滋陰補腎、潤肺除燥、養肝明目等作用，現代醫學研究發現，枸杞子還可以提高身體的免疫功能、降血脂、抗脂肪肝、增進造血功能、降低血糖與延遲衰老等作用。

食用方式：新鮮的枸杞葉可以直接清炒，或涼拌當

翁的情景，書生上前指責少女，勸她需敬老，不可動粗，哪知道少女聽了呵呵大笑，說：他是我曾孫子，為何需敬老！書生聽了十分吃驚，原來少女已接近四百歲，因為有祖傳秘方，能活上千載，而眼前這位老翁因為不肯乖乖按時服藥，因而被曾祖母處罰。

書生聽了立刻跪求秘方，希望能幫助他改善體質。少女不忍書生千里迢迢、爬山涉水而來，便給了他秘方，少女交代說：「此方春天採其葉叫天精草，夏天採其花叫長生草，秋天採其子叫枸杞子，冬天採其枝叫地骨皮。隨四季服用，則能與天同壽，享有仙齡。」書生依其吩咐，按時服藥，身體果真漸漸硬朗，順利赴京赶考，並金榜題名。

沙拉，或直接煎蛋，都非常美味可口且營養豐富。但枸杞性較滋膩，每日以食用20克為宜，不要多吃，當脾胃有寒、拉肚子或喉嚨痛上火時不建議食用。

《清炒枸杞葉》

● 功效：具有減緩血管硬化、抗過敏、降血壓、抗發炎等作用。
● 材料：挑揀一盤枸杞嫩葉、兩片老薑備用。
● 做法：洗淨枸杞葉後，爆香薑片，再將枸杞葉下鍋翻炒，起鍋前加入適量鹽巴。

《掠拌枸杞葉》

● 材料：挑揀枸杞嫩葉部分。準備鹽巴、香油、白糖等調味料。不怕辣的人可以切適量辣椒絲。
● 做法：備妥一鍋水煮沸，放入一勺鹽巴、少許香油，再放入枸杞葉煮約1～2分鐘。撈出瀝乾，然後放入另一乾淨的碗或深盤，倒入適量鹽巴、香油、白糖、切絲辣椒，與枸杞葉一起拌勻後，靜置入味後即可享用。

《枸杞葉炒蛋》

● 材料：一盤枸杞葉約1百公克、三顆生雞蛋；調味料鹽、玄米油（或其他適合熱炒的油類）、醬油備用。

● 做法：在碗內打入蛋液，加入適量鹽巴、醬油，打散拌勻後，再加入枸杞葉，攪拌均勻蛋汁。在平底鍋內熱油（油汁需均勻沾遍鍋子，才不會沾鍋），倒入枸杞葉蛋液溫火慢煎；蛋液煎至金黃色後翻面，待另一面也煎至金黃色後，就可起鍋盛鍋（亦可切塊後盛盤）。

《食材功效》

五味：辛甘苦
五性：微寒
歸經：肺、肝

菊花

Dendranthema grandiflorum

屏東

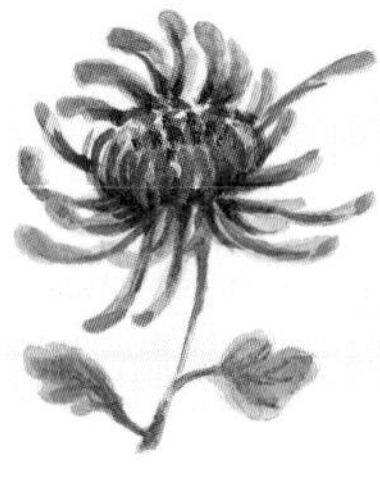

《食用科屬及產地》

菊花原有學名為Chrysanthemum morifolium，目前經濟栽培之菊花學名為**Dendranthema grandiflorum**，是菊目菊科菊屬的多年生草本植物的花，菊花原產於中國，兩千五百年前就有古書記載，後來傳到韓國、日本，十八世紀時傳入歐洲。

● 台灣全年生產菊花，外銷香港、日本

台灣種植菊花的歷史相當悠久，由於菊花屬於短日照植物，從一九六〇年代起，就經常利用燈泡延長日照時間，或以黑布遮光以縮短日照時間，以達到全年生產菊花，並提供外銷香港、日本的目的。菊花的品種依開花期可約略分為夏菊、夏秋菊、秋菊及寒菊，其中秋菊為主要栽培品種，種類多樣且豐富，如在日本大菊的主要市場品種「秀芳之力」，其他如「瑪莉亞」、「荷蘭白」、「胭脂紅」等，都是從國外引進的秋菊品種。菊花之繁殖除了以種子繁殖外，大多以扦插繁殖，同時土壤、蟲害、雜草、水分、養分、光線等種種因素，都是影響菊花品質的生長相關因素。

《食材功效》

● **消除頭部燥熱，黃菊花疏散風熱**

中醫認為，菊花性微寒味辛甘苦，入肺與肝經，能消除頭部的燥金之氣，使頭部的毛孔奏理疏通，進而宣泄積滯於頭部的多餘肝氣，解除人體頭重腳輕的症狀。

● **黃菊花疏散風熱**

菊花入藥用時，依產地不同區分，依顏色不同也分為黃菊花及白菊花。民間使用習慣上，治療外感風熱引起發燒頭痛，或眼紅、咽腫、頭痛等症狀時，多用黃菊花（又稱杭菊花）來疏散風熱。

● **白菊花清熱明目**

如果想要平肝潛陽、清熱涼血、疏風明目，多用白菊花。

● **野菊花清熱解毒**

還有一種生長於野地的菊花，稱為野菊花，清熱解毒的效果特別好。

● **菊花根、葉清熱消腫**

其實菊花除了以花入藥，菊花的根也可入藥用，性寒味甘苦，清熱解毒的力道更盛菊花，臨床上常用於清熱解毒、利小便等。而菊花的葉子也可以入菜，洗淨後直接清炒，火煮成菊葉蛋花湯，性平味辛甘，適合身上容易長痘痘的體質，具有散瘀消腫的功效。

●食用前用水煮沸，去除農藥

一般菊花最令人擔心的農藥殘留問題，建議在食用前先以沸水汆燙過，因為一般農藥多為水溶性，經由80℃以上的熱水沖泡後倒掉，便能避免將農藥喝下肚。

《食療醫方》

●清炒菊花葉

材料：摘去菊花葉芯，調味料鹽巴、高湯、兩粒蒜頭瓣備用。

做法：清水浸泡、洗淨菊花葉。瀝乾水份後，熱油鍋，放入鹽巴、菊花葉、翻炒幾下後再加入高湯，翻炒後等菊葉吸入高湯後，即可盛盤。

●菊葉蛋花湯

材料：一盤菊葉約3百公克、一顆生雞蛋。一碗高湯備用。

做法：取菊花葉和嫩芽部分。熱油鍋煸炒菊花葉芽，倒入熱水煮滾，再加入高湯、適量鹽巴，起鍋前熄火，均勻倒入打散後的蛋液，順時針攪拌後即可盛盤。

茼蒿

Chrysanthemum coronarium L.

新港、田尾、二崙、西螺及台北近郊

《食材科屬及產地》

茼蒿別名打某菜（閩南語發音），是菊目菊科菊屬一年生草本植物的莖與葉，原產於地中海沿岸，很像艾草，四月時會開出黃色或白色，類似菊花的花，歐洲人多種植於盆栽、花園中做為觀賞植物，在亞洲則通常入菜食用，台灣各地均有種植，盛產於新港、田尾、二崙、西螺以及台北近郊等。

《食用典故》

關於別名「打某菜」的由來，相傳在古時候，有一個很愛吃茼蒿的農人，託友人千里迢迢幫他買茼蒿回來，他非常興奮地請老婆立刻幫他烹煮料理，準備大快朵頤，沒想到這一大把的茼蒿，烹煮好端上餐桌時，居然嚴重縮水只剩一小搓，農人以為是老婆在廚房偷吃，便對她拳腳相向，因此「打某菜」的別名便流傳至今。

《食材功效》

● 預防便秘和頭昏，舒緩感冒症狀

《食材功效》

五味：辛甘

五性：平

歸經：脾、胃

中醫認為，茼蒿性平味辛甘，入脾與胃經，唐孫思邈《千金要方》：「茼蒿能安心氣，養脾胃，消痰飲，利腸胃，胃不和，二便不利，咳嗽多痰，高血壓頭昏腦脹等適用。」除了適合日常食用，也可入藥，有促進血液循環、預防便秘和頭昏，舒緩感冒症狀、止咳及化痰等功效。

● 舒緩疲勞，調節自律神經

根據行政院衛生署台灣地區食品營養成份資料庫記載，在1百公克的鮮茼蒿中，含水分95公克，熱量16大卡，含豐富的鈣、鐵、β－胡蘿蔔素、各種維生素等，還含有特殊的蒿氣，為一種芳香精油，能夠舒緩疲勞、調節自律神經、甚至有提神醒腦之功效，所以烹煮時間不宜過長，以免減低茼蒿的效果。

《食用方式》

茼蒿的品種依葉片大小，分為大葉茼蒿和小葉茼蒿兩種，主要生產及食用以大葉茼蒿為主，而大葉茼蒿顧名思義，葉片以青綠鮮脆為佳，我們可以用手折一折莖梗部分，纖維不宜過老折不斷，而且同樣為菊科的植物，一樣要小心農藥殘留的問題，建議在食用前一樣以沸水先汆燙過較安心。

二十四節氣養生筆記

春分

VERNAL EQUINOX

3/20-3/22

陽曆

玫瑰花

ROSA RUGOSA

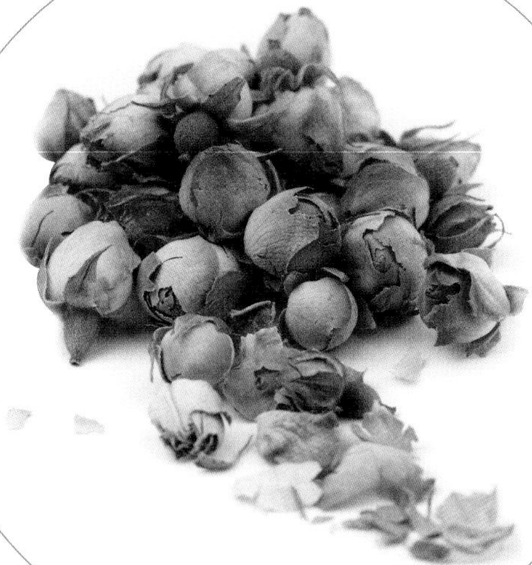

科／薔薇科薔薇

屬／薔薇屬落葉灌木

別名／刺玫花、徘徊花、庚甲花、赤薔薇花

屬性／主利肺脾、益肝膽，理氣解鬱、和血散瘀

陰陽平衡的節氣，晝夜等長

春分，在每年3月20日至4月5日間，曆書記載：「斗指壬為春分，約行周天，南北兩半球晝夜均分，又當春之半，故名為春分。」意思就是指春分是一個陰陽平衡的節氣，晝夜等長、陰陽各半、溫度適宜。

把握陰陽平衡的節氣，調理氣血平衡

傳統中醫認為人體也分為陰陽，腹為陰，背為陽，而冬天時陰盛陽衰，此時人體背部偏冷，腹部偏寒；而隨著春天的到來，人體逐漸感受天地間的陽氣，背部逐漸溫暖發熱，而腹部也相對溫暖，所以春分這個陰陽平衡的節氣，走在人體側面的膽經，也正好將人體的背部及腹部隔成一半，此時健康的人將手置於腰側，應感覺背熱而腹溫，如果反過來感覺背涼而腹溫，代表體質陰盛陽衰，陽氣不足，應把握春分這個陰陽平衡的節氣，好好調理體內臟腑氣血的平衡。

春分時節下雨，就會打雷和閃電

中國古代將春分分為三候：「一候玄鳥至；二候雷乃發聲；三候始電。」意思就是指過了春分，南方的燕子便要飛來了，一旦下雨，天空便會出現打雷及閃電。可見春分也是反映四季變化的節氣之一。

春分時節下雨，秋天就會豐收

古代習慣以立春、立夏、立秋、立冬表示四季的開始；而春分、夏至、秋分、冬至則處於各季的中間。特別是春分節氣後，南北半球的晝夜等長，氣候溫和、風光明媚、雨水充沛，此時正是農家適合播種、插秧的好時節呢！俗諺說：「春分有雨家家忙」，意思就是春分這一天如果有下雨，代表雨量充沛，農人只要在春分時辛勤的種麥、插秧，就能期待在秋日時收割及豐收囉！

春分

玫瑰花

ROSA RUGOSA

藥材特質

科屬及品種：薔薇科薔薇屬落葉灌木，莖上佈滿銳刺，根據在美國所發現的化石，早在三千五百萬年或三千二百萬年前，即有玫瑰的蹤跡。

產地：玫瑰品種約有兩千種左右，從北半球的極地帶到北非洲、墨西哥、印度、中國大陸等皆有其蹤跡，而台灣三大玫瑰花栽培區分別為彰化、南投及花蓮吉安鄉、壽豐鄉一帶。

食用功效：玫瑰花味甘微苦，善於疏肝解鬱，理氣醒脾，活血止痛。玫瑰花有紫花、白花之不同，中醫認為紫者入血分，白者入氣分，所以玫瑰花具有理氣解鬱、和血散瘀的功效，《本草正義》記載：「玫瑰花，香氣最

宜

玫瑰花全株皆有收斂性，可用於婦女月經過多、赤白帶。

忌

不宜在夏季時天天飲用。

濃，清而不濁，和而不猛，柔肝醒胃，疏氣活血。」《本草綱目拾遺》認為玫瑰花可以「和血、行血、理氣、治風痺」。《食物本草》謂其「主利肺脾、益肝膽，食之芳香甘美，令人神爽」。

食用方法：玫瑰花及全株都有收斂性，可用於婦女月經過多，赤白帶下以及腸炎、下痢等，而玫瑰花的蒸餾液稱為玫瑰露，能夠和血，柔肝，養胃，散鬱等。燥熱體質的人，若在春分節氣，自覺脾氣不佳，或許可以試著放下煩人事務，在午後來杯玫瑰花茶，調養肝疏氣順的好心情呢。

《玫瑰花茶》

- 功效：調養肝疏氣順、調節脾氣、燥熱體質。
- 材料：玫瑰花12朵、冰糖或蜂蜜適量。
- 做法：準備80℃的熱水，沖泡入盛裝玫瑰花及冰糖（或蜂蜜）的茶壺，5分鐘後即可飲用。

韭菜

Allium tuberosum

桃園縣、花蓮縣、台中市、彰化縣等地

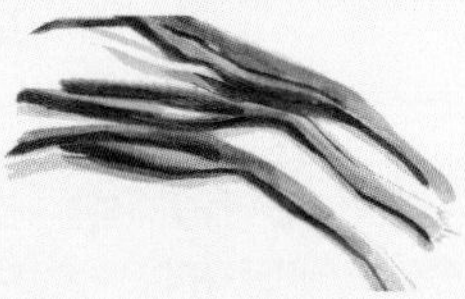

《食材科屬及產地》

韭菜別名起陽草，是天門冬目百合科蔥屬，為多年生常綠草本植物，原產於中國，之後傳入日本、東南亞各國，台灣一年四季都適合種植韭菜，因為韭菜原本生長於寒冷地帶，但卻很耐暑，非常適合台灣的氣候。在台灣有句俗語說：「正月蔥、二月韭。」意思就是農曆二月的韭菜正是當令食材，因為農曆二月正是春天，氣溫不高，陽光適中，韭菜生長速度緩慢，養分吸收充足，此時的韭菜正是香甜可口，所含特殊氣味的硫化合物成分也較不刺鼻，一般不敢吃韭菜的人也都能接受呢！

●台灣的原生種韭菜：細葉韭菜

一般而言，台灣常見的韭菜可分為「寬葉韭菜」與「細葉韭菜」。寬葉韭菜的葉片較大而肥厚，又稱「白頭韭菜」，市場上賣相佳；而「細葉韭菜」其實是台灣原生種的韭菜，整體植株與葉子較細小，但香氣較寬葉濃郁，口感也更鮮嫩，又稱為「青頭韭菜」，主要在葉柄與根部的綠色部分較多，而非市面上常見有一大段白色的莖葉部分。而韭菜除

《食材功效》

五味：甘辛

五性：溫

歸經：肝、胃、腎

了最常食用的莖葉部分，吃花蕾花莖的叫韭菜花，如果種植的過程將韭菜蔭蔽，使莖葉變黃，則稱韭黃。根據行政院農委會的資料，韭菜的主要產區在桃園縣大溪鎮、花蓮縣吉安鄉、台中市清水區和彰化縣埔鹽鄉、溪湖鎮及二林鎮等地。花蓮吉安以白頭韭菜為主，並種有少量韭黃，青頭韭菜則是桃園大溪的特色，台中、彰化地區則是韭菜、韭黃、韭菜花都有種植，其中彰化溪湖、二林是韭菜花的最大產區。

《食材功效》

● 補腎益胃、行氣血等作用

中醫認為，韭菜性溫味甘辛，入肝、胃、腎經，具有補腎益胃、充肺氣、散瘀經滯、安五臟、行氣血、止汗固澀、止嗝逆的作用。

● 幫助消腫，補腎溫陽、益肝健胃

「本草綱目」記載，韭菜葉熱根溫，功用相同，生用辛而散血，熟用甘而補中；散血，就是活血化瘀，以3：1的比例，把搗爛的韭菜跟麵粉混在一塊，敷在沒傷口的紅腫處，有助消腫；而補中，就是補腎溫陽、益肝健胃。韭菜可以補氣壯陽，吃煮熟的韭菜可以補肝腎、暖腰膝、潤陽道，俗話說：「男不離韭，女不離藕」，就是說藕能滋陰，韭可以壯陽。至於韭菜子，則可暖腰膝、固精助陽，民間常用來改善精子稀少的問題。

● **促進腸道蠕動、預防大腸癌和動脈硬化**

現代醫學研究顯示，韭菜富含纖維質，輕微便秘者多吃可以促進腸道蠕動，也能預防大腸癌，並減少膽固醇的吸收，預防動脈硬化。

● **補充維他命不足的問題**

韭菜的鋅含量也高，鋅可參與蛋白質合成，跟荷爾蒙活性有關，韭菜也含豐富的維他命C、胡蘿蔔素及維他命B1、B2，對於三餐老是在外的上班族，韭菜能補充維他命的不足。

● **春天吃韭菜，可紓解壓力**

春季吃韭菜，除了能去陰散寒，更能調整自律神經，提高代謝，紓解壓力，但由於韭菜偏熱性，多食易上火，所以容易口乾舌燥者，不宜多吃，以免火上加油。

《食材功效》

五味 甘

五性 溫

歸經 肺、脾

香菜

Coriandrum sativum

彰化縣北斗鎮

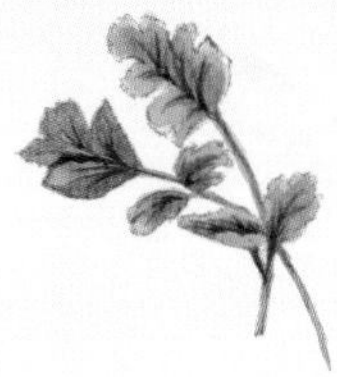

《食材科屬及產地》

香菜別名「芫荽」，是傘形目傘形科芫荽屬的的植物，一般認為芫荽起源於歐洲南部地中海地區，它的莖葉和種子早就被當地人做為香辛料使用，在一六七〇年傳入美洲，相傳芫荽在漢代傳入中國，到清初才被引入台灣。

《食材功效》

● 抗老化和保健視力

香菜莖葉現在已成為台灣菜餚中的重要配角，芫荽的營養除了含有維生素和礦物質外，尚含有胡蘿蔔素與葉黃素等抗氧化成分，可抗老化，幫助消化，保健視力。芫荽在菜餚中每次用量不多，卻又經常需要用一點，因此，多半在住家的空地或陽台，利用容器來栽培，需要使用時隨時摘取，方便又新鮮。

● 增進食慾、提高消化力

中醫認為，香菜性溫味肝，入肺、脾經，能健胃消食，發汗透疹，利尿通便，驅風解毒。《本草綱目》說：「胡荽辛溫香竄，內通心脾，外達四肢。」《羅氏會約醫鏡》謂：「辟一切不正之氣，散風寒、發熱頭痛，消穀食停滯，順二便，去目翳，益發痘疹。」現代研究發現，香菜之所以香，主要是因為含有揮發油和揮發性香味物質，由醇類和烯類組成的揮發油及蘋果酸鉀引起的，入食後可增加胃液分泌，增進食欲，調節胃腸蠕動，提高消化力。

止痛解毒，富含礦物質，不必擔心黑色素沉澱

香菜還附含維生素C、胡蘿蔔素、維生素B1、B2等，同時還含有豐富的礦物質，如鈣、鐵、磷、鎂等營養物質，不淡爽口，營養成分也很足夠。一般愛美女性經常擔心，香菜為感光食物，大量攝取擔心造成皮膚感光性增加，增加色素累積的機率。其實這是因為香菜的根部含有一種「呋喃香豆素」的成分，確實具有光敏感性，但其實平常食用多以葉片為主，葉片所含的「呋喃香豆素」成分不多，所以不用擔心因此使皮膚對紫外線敏感度變高，導致比平時更容易日曬發紅，或使黑色素沉澱等的現象，反而多吃香菜可以開胃消鬱，其止痛解毒，發汗透疹、利尿通便的效果都不錯唷！

清明

CLEAR AND BRIGHT

4/4-4/6

陽曆

銀耳

TREMELLA FUCIFORMIS

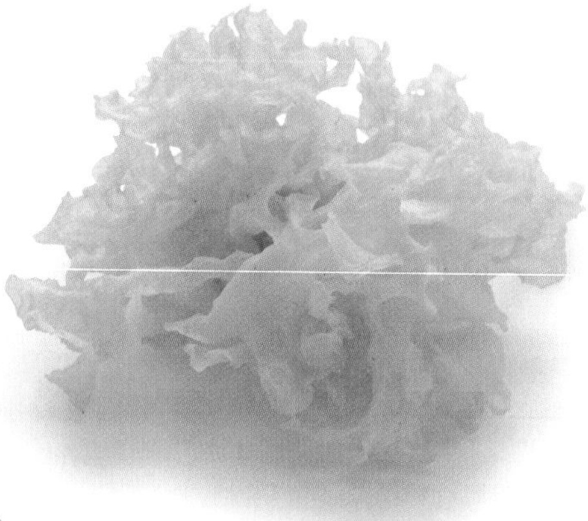

科／銀耳科

屬／銀耳屬子實體

別名／白木耳

屬性／性平味甘淡，滋陰潤肺、益氣和血、促進腸胃蠕動、抗衰老

清明踏青出遊，需預防日夜溫差大

清明，在每年4月5日至6日間開始，曆書記載：「春分後十五日，斗指丁，為清明，時萬物皆潔齊而清明，蓋時當氣清景明，萬物皆顯，因此得名。」指清明時節蘊含天清地明之意，天氣晴朗，草木茂盛，正是氣候回暖，生機蓬勃的季節。清明也是台灣傳統踏青出遊、外出掃墓的重要節日，通常家中長輩在追悼祭祀先人的同時，難免有觸景生情、傷春悲秋的情緒，也比較容易出現悲傷及負面的情緒，加上此時雖然還是吹著東南風，但尚未脫離東北季風期，因此早晚溫差仍大，經常有清明踏青的人，平時缺乏運動，突然逞強登山或過度勞累悲傷，反而使身體過度疲勞，甚至著涼感冒。因此在清明時節，務必要注意調理體內旺盛的肝氣，以免加重心血管或呼吸系統的負擔。

台灣特有的栗背林鴝鳥出沒在阿里山

中國古代將清明分為三候：「一候桐始華；二候田鼠化為鴽；三候虹始見。」意思就是指清明時節正是桐花盛開的季節，台灣彰化以北的山區、東部的台東、花蓮，到處都能欣賞到滿山滿谷桐花盛開的美景，這是台灣客家人經歷兩三百年開山闢林的經濟作物，桐花強韌的生命力，也反映出客家人的硬頸精神。接著，在田裡的田鼠因為艷陽高照，全部跑到地洞中避暑，田間看不到田鼠，反而看到喜愛陽氣的鶺鴒鳥，台灣特有的栗背林鴝鳥，在阿里山及大雪山經常可以一尋芳蹤，而清明時節雨紛紛，雨後的彩虹更是藍天中最美麗的風景了。

清明

銀耳

TREMELLA FUCIFORMIS

藥材特質

科屬及品種：又稱白木耳，是銀耳科銀耳屬真菌銀耳的子實體，為白色或帶黃色，半透明，呈雞冠狀，有平滑柔軟的膠質皺褶，寄生於朽腐的樹木上。

原產地：中國的四川、貴州、福建、江蘇、浙江等地區是銀耳的主要生產地區，每年5至9月間採收，5月與8月為盛產期，乾燥的銀耳在食用前需要泡發。

台灣產地：台灣多處有小規模種植銀耳，如台中新社及霧峰、南投埔里等地，多以椴木栽培法及塑膠瓶培養法。

食用功效：新鮮銀耳所含的多醣體可以促進腸胃消化。中醫認為銀耳性平味甘淡，具有滋陰

宜

體質燥熱的人可以在清明時節多吃銀耳，增強體質。

忌

不宜食用變質的白木耳，因容易引起黃麴桿菌外毒素中毒。

潤肺、益氣和血之功效。現代研究發現銀耳含有的多糖類物質，對抗衰老有幫助；維生素B1對穩定精神、增強體力和幫助消化等有幫助；維生素B2有助於強化脂肪代謝、減緩眼睛疲勞；膳食纖維促進腸胃蠕動，排便順暢。

食用方法：銀耳經燉煮後口感滑潤，也是因為其中豐富膠質，因此稍加燉煮較軟嫩，膠質也較多。體質燥熱的人在清明時節可以多吃銀耳來增強體質。因為春天正是升發的季節，此時不宜多食發物，如春筍等，以免煽風點火，火上加油，建議可以多食滋陰柔肝之品，如銀耳，以平肝潛陽。銀耳除了能滋陰潤肺，養胃生津，還可活血、補腦、強心，不但養顏美容，更能改善血管硬化。

《蓮子銀耳湯》

- 材料：取1兩銀耳發泡過夜，蓮子四兩，大棗10枚及適量清水、冰糖。
- 做法：首先將發泡後的銀耳去蒂頭並汆燙過，鍋中水煮沸，放入蓮子續煮20分鐘，加入銀耳再煮10分鐘後悶一下，加冰糖煮溶即可。

莧菜

Amaranthus inamoenus

台灣各地

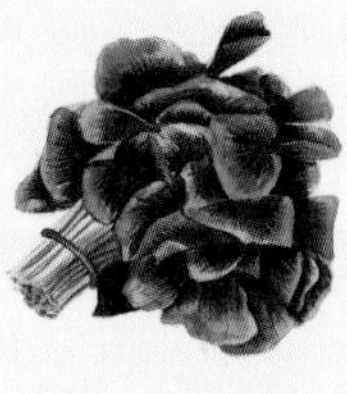

《食材科屬及產地》

莧科，屬一年生植物莧之莖葉，在台灣是常見蔬菜，各地均有栽培，品種分為白莧和紅莧兩大類。春夏季為主要栽培時期，耐高溫、生長迅速、又少病蟲害，同時富含多種營養素，包括蛋白質、胡蘿蔔素、鐵質等等，均含量豐富。《本草綱目》記載，莧菜「甘、冷利、無毒，具有補氣除熱，利在小腸，治初痢」等功用。

《食材功效》

●解毒清熱、抗菌補血

中醫認為，莧菜具有解毒清熱、補血止血、抗菌止瀉、消炎消腫、通利小便等功效；而民間喜歡吃紅莧菜，富含鐵質與鈣質，甚至不輸菠菜。

●促進腸胃蠕動

體質燥熱易上火的人，在清明時節可以多吃莧菜來增強體質。《本草圖經》記載：莧實味甘，去寒熱，久服益氣力，不飢，輕身。莧菜含豐

《食材功效》

五味：甘

五性：寒

歸經：肺、大腸

富鐵質，容易被人體吸收，經常服用可增加血紅蛋白含量，並促進腸胃蠕動。平時可以取新鮮莧菜洗淨後，以蒜末爆香，清炒或汆燙一下，待莧菜變軟，即可食用，或煮成莧菜小魚羹，都是很常見的料理方式。

《食用禁忌》

莧菜屬於涼性蔬菜，體質虛寒或腸胃衰弱、經常性腹瀉者，不可多吃。同時莧菜屬高鉀食物，腎功能不佳者應避免食用過多。

《食療醫方》

● 莧菜小魚羹

材料：小魚乾約30隻左右、一盤莧菜（約半斤）。芡汁用太白粉和水1：3的比例調勻。一碗高湯（一般吃飯的碗）。

做法：小魚乾泡水軟化後，在鍋中加入適量油，翻炒小魚乾。再放入已切好的莧菜（約切為5公分長），加入備用的高湯燜煮。待莧菜軟爛後，再入鹽巴調味，最後淋上芡汁，記得慢慢倒入芡汁時，要一邊攪拌。

芹菜

Apium graveolens

彰化、雲林

五味 甘辛

五性 涼

歸經 肺、胃、肝

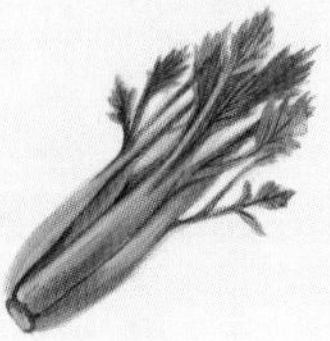

《食材科屬及產地》

芹菜為傘形科芹屬草本植物，生長於美洲、歐洲、亞洲及非洲一些帶鹽分的土壤，原產於地中海地區，在義大利菜中經常作為辛香料使用。芹菜全株均可入菜，其根、莖、葉和籽都可以當藥用，一般以莖部最常拿來食用，台灣地區以彰化、雲林生產最多，品種有鴨兒芹、西洋芹、荷蘭芹、山芹菜、水芹菜等等。

《食材功效》

● 降血壓、血脂

芹菜富含維他命A、C、蛋白質、胡蘿蔔素、纖維素、鈣、磷、鐵等，芹菜葉片富含硫、鉀、鈣、鈉、鎂等微量元素，現代藥理研究發現芹菜具有降血壓、降血脂等效果，依葉柄形態，可分為中國芹菜和西洋芹。中國芹細長而中空，香味濃，主供炒煮及佐料，而西洋芹葉柄肥大富肉質，香味淡，主供生食，也可炒煮，兩種都適合拿來打蔬果汁。台灣芹又分為白梗芹與青梗芹，白梗芹，葉柄粗大、纖維柔軟，香氣較不濃，適合拌炒；青梗芹，葉柄較粗，但香氣濃郁，通常用來煮湯或者炒米粉，可提升香氣與鮮味。

《食用方式》

體質偏熱的人在清明時節可以多食芹菜等甘涼的食物，來增強體質。芹菜性涼味甘辛，可以平肝清熱，祛風利濕，具有健胃、降血壓、降血脂的作用。平時可以取芹菜2百克，紅棗50克，熬湯分次服用。除了可治療高血壓外，還可安撫焦躁情緒，並能中和體內鈣質及酸性物質，可清血管保護腦部神經。經常食用芹菜，可以補充人體需要的營養，也有助於清熱解毒、去病強身。下次心浮氣躁、心神不寧時，可以吃點芹菜的料理，對於穩定情緒、消除焦慮也有幫助哦！

《食療醫方》

● 芹菜紅棗湯

材料：芹菜2百克、紅棗50克、生薑2片。

做法：分別洗淨芹菜、紅棗後，紅棗去核，芹菜切小段備用。在鍋內放入清水2百CC，再放入薑片、紅棗，開大火煮滾後，改小火煮約10分鐘；再加入芹菜，中火滾至熟，放入鹽巴後即可。

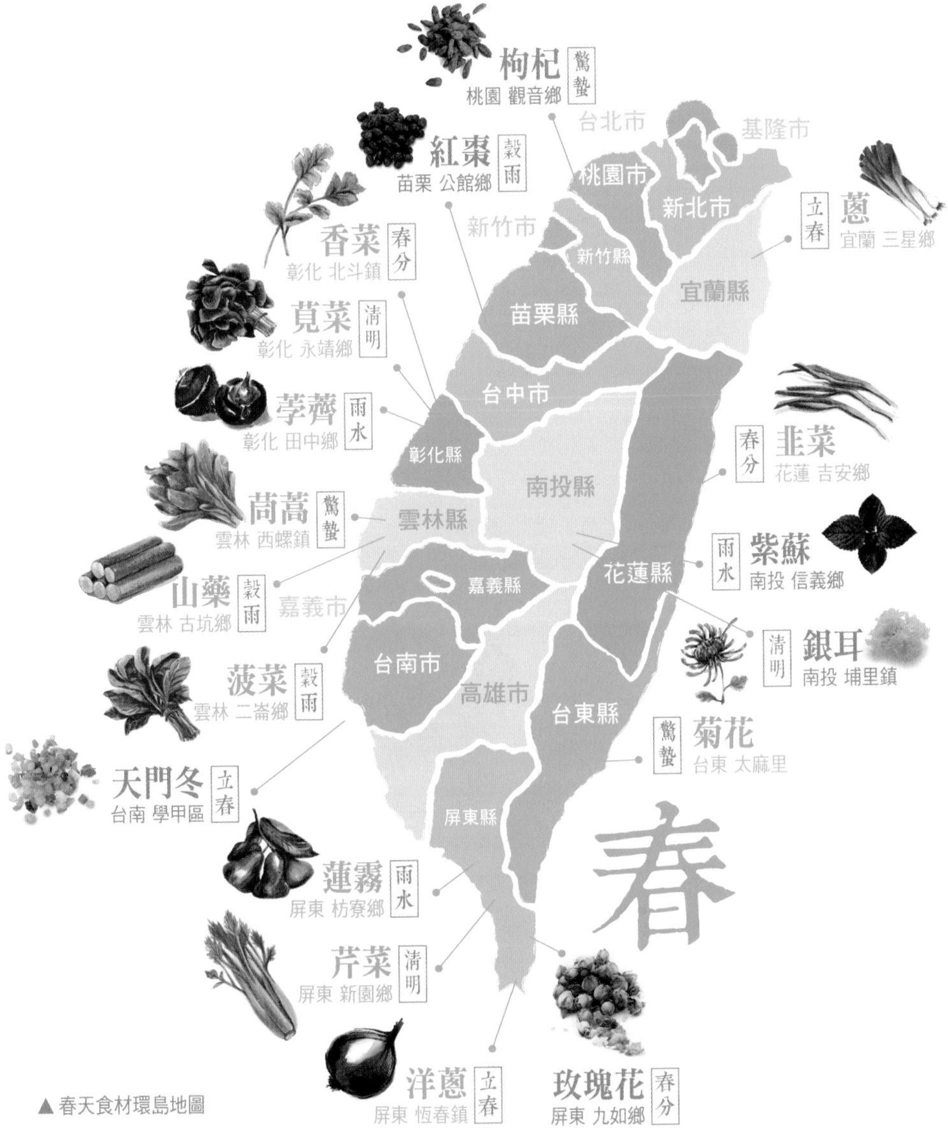
枸杞 驚蟄
桃園 觀音鄉
紅棗 穀雨
苗栗 公館鄉
香菜 春分
彰化 北斗鎮
莧菜 清明
彰化 永靖鄉
荸薺 雨水
彰化 田中鄉
茼蒿 驚蟄
雲林 西螺鎮
山藥 穀雨
雲林 古坑鄉
菠菜 穀雨
雲林 二崙鄉
天門冬 立春
台南 學甲區
蓮霧 雨水
屏東 枋寮鄉
芹菜 清明
屏東 新園鄉
洋蔥 立春
屏東 恆春鎮
玫瑰花 春分
屏東 九如鄉
菊花 驚蟄
台東 太麻里
銀耳 清明
南投 埔里鎮
紫蘇 雨水
南投 信義鄉
韭菜 春分
花蓮 吉安鄉
蔥 立春
宜蘭 三星鄉
台北市
基隆市
桃園市
新北市
新竹市
新竹縣
宜蘭縣
苗栗縣
台中市
彰化縣
南投縣
雲林縣
花蓮縣
嘉義縣
嘉義市
台南市
高雄市
台東縣
屏東縣
春

▲春天食材環島地圖

穀雨

GRAIN RAIN

4/19-4/21

陽曆

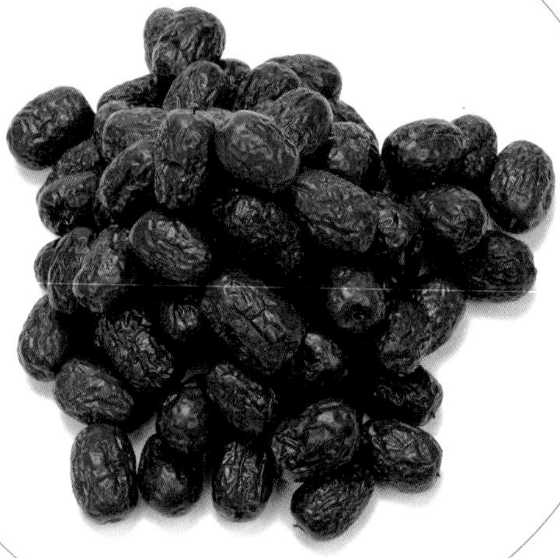

紅棗

ZIZYPHUS JUJUBA MILLER

科／鼠李科

屬／落葉灌木棗屬或小喬灌木的果實

別名／乾棗、大棗

屬性／健脾養胃、補氣養血、養顏美容、保護肝臟

體質偏寒的人，需注意穀雨節氣潮溼

穀雨，在每年4月19日至21日間，曆書記載：「三月中，自雨水後，土膏脈動，今又雨其谷于水也……蓋穀以此時播種，自下而上也，故名。」意思是說自穀雨節氣起，氣溫快速回升，雨量開始變多，充沛的雨水使初插的秧苗、新種的作物均得以灌溉滋養，而每年此時也是梅子成熟時，所以這個時候的穀雨也稱為「梅雨」。傳統醫學認為，寒為陰邪，主收引與凝滯，穀雨節氣潮濕的特性最容易傷人陽氣，進而出現筋脈拘攣及氣血阻滯等疼痛的症狀，而寒分內外，外寒由外入侵，寒邪傷於肌膚體表，稱為傷寒，內寒起於體內陽氣不足，寒由內生，內外寒雖起因不同，卻又互相影響，因此原本體質就偏寒怕冷的人，在穀雨時節特別容易感受外寒，而入侵體內的寒氣也久久不散，導致寒上加寒。

雨量充沛，加速藻類繁殖

古代將穀雨分為三候：「一候萍始生；二候鳴鳩拂其羽；三候為戴勝降于桑。」意思就是指穀雨時節雨量充沛，浮萍等藻類也迅速繁殖，經常布滿整個池塘水面，而浮萍所富含的豐富蛋白質及有機酸，也是飼料或肥料的來源。家喻戶曉的布穀鳥，「布穀～布穀～」的啼叫聲，彷彿提醒人們勿忘農時，布穀布穀正是種禾割麥之時。

代表金門特色的戴勝鳥過境台灣

此時也是台灣罕見而珍貴的戴勝鳥過境之時，金門特有的戴勝鳥，又稱「墓坑鳥」，因其常棲息於墓穴或桑樹，似乎代表不吉祥，而這個美麗的誤會也使得戴勝鳥免於被捕獵，成為代表金門特色的野鳥。屬佛法僧目戴勝科的戴勝，全科僅有一種鳥，戴勝鳥上半身呈棕色，下半身為黑棕相間，頭戴特殊造型的羽冠，彷彿勝利的獎盃，亮橘色羽冠搭配末梢黑色收尾，不僅賞心悅目，更是金門的特殊美景。

穀雨

紅棗

ZIZYPHUS JUJUBA MILLER

藥材特質

科屬及品種：紅棗為鼠李科棗屬落葉灌木或小喬木植物的果實。

台灣產地：苗栗公館引進紅棗栽培超過一百二十年，是苗栗代表性的水果之一，主要品種為煥南種，又以石墻村產量最多，博得「紅棗村」的美名，這裡土地平整、灌溉水充足，土壤通透性高，利於吸收養分，加上吹河谷風、日夜溫差大等，都是出產優質紅棗的條件。

食用功效：紅棗含有豐富的維生素C及礦物質，有助於健脾養胃、補氣養血、養顏美容等功效。現代的藥理學發現，紅棗含有蛋白質、脂肪、醣類、有機酸、維生素A、維生素C、微量鈣、多種氨基酸等豐富的營養成

宜

體質偏虛的人食用，可增強免疫力。

忌

糖尿病患者、體質偏熱的人不宜食用。

《典故》

北魏時期，在高陽郡的地方，某日太守巡視農莊時，發現村裡有人在賣棗樹，覺得很奇怪，因為結棗子的季節就快要到了，怎麼在賣棗樹啊？農夫說：「雖然它外表壯實，可

份，還能提高體內單核吞噬細胞系統的吞噬功能，有保護肝臟，增強體力的作用。小小一顆紅棗不僅營養非常豐富，還能保護肝臟！

食用方式：「一日吃三棗，一生不顯老」，新鮮紅棗有助於促進食慾、開胃、幫助消化；曬乾後的紅棗為上等中藥材，營養豐富，可滋補養顏，並可搭配其它食物燉煮。體質偏虛的人在穀雨時節可以多吃些養肝調脾的食材，例如紅棗，來增強免疫力，補中益氣、養血安神、健脾益胃、滋補養顏。

《紅棗養肝湯》

- 材料：7顆紅棗、3百CC的水。
- 做法：取7顆紅棗，加3百CC的水煮滾後熄火，浸悶30分鐘後，即可飲用。

是好幾年都不結棗子，還不如趁早把棗樹給賣了！」太守說：「我有辦法讓它結果實，但得先開堂審問棗樹。」次日，太守大聲喝斥棗樹：「堂下棗樹聽好，你的主人多年來辛苦照料，怎麼可以連個果也不結？」大家聽了哄堂大笑。太守又說：「大膽棗樹，動刑！」便拿起大斧刀，將棗樹皮敲得樹汁外流。太守對農民說：「你帶樹回家吧！它已經答應要結果了。」夏末後，那棗樹果真長滿棗子。其實敲打棗樹的過程叫環剝，這是植物本性，若生命受到威脅，為了繁衍後代，會先結果，不會繼續長高了。

山藥

Dioscorea opposita

雲林縣古坑鄉

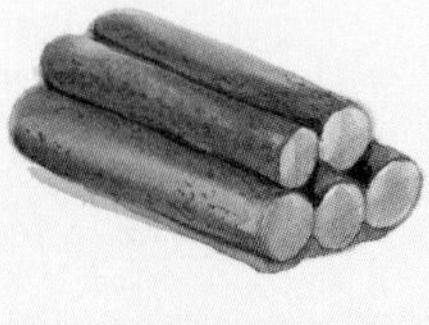

《食材科屬及產地》

山藥學名是薯蕷科薯蕷屬的一種植物，塊根稱為山藥，冬季採挖。原產地位於淮河附近，因而稱為淮山。山藥易栽培，適合在黃沙土生長，不但可口好吃，營養價值也高，有抗氧化、降血糖、降血壓、改善血脂、調節女性荷爾蒙等好處，適量食用對於人體有益。

《食用典故》

相傳在遠古時代為爭天下，大國常攻打、併吞小國。在一場戰役中，小國被逼困山上，沒有糧草。大國紮營於山下，坐視等待山上小軍隊饑荒而亡。小國的乾糧吃完了，野草、野菜也拔光了，動物獵殺殆盡，只好開始殺戰馬。日復一日，已過一年。大國猜想山上糧盡草絕，人也應都餓死了吧！於是放鬆了警戒和戰備。正準備撤軍的夜裡，大軍正酣睡，忽然陣陣殺戮聲，火把通明。小國趁其不備，大舉反攻，趕走大軍，奪回失地。

《食材功效》

五味：甘

五性：平

歸經：脾、肺、腎

原來山中到處長著一種草，夏天開白花或淡綠色花，地下根莖呈圓柱形，拿來充飢，精神百倍；人吃根莖，馬吃藤草，於是兵強馬壯。前人為紀念此藤草，取名「山藥」。

《食材功效》

● **增強免疫力**

體質偏虛弱的人在穀雨時節可以多食用山藥等甘味食材，來增強免疫力。

● **健脾益腎，補氣養陰**

中醫認為，山藥性平味甘，主要的作用是健脾益腎、補氣養陰，加上山藥氣味平和，溫補而不驟，微香而不燥，是體質偏虛的人非常適合食用的食材。

● **抗衰老，增強免疫細胞功能**

根據研究顯示，山藥富含多醣具有抗氧化活性，可以抗衰老，並增強免疫細胞功能，對於脾胃虛弱、慢性腹瀉、食少體倦虛勞等等症狀，療效頗佳。

《食療醫方》

● 山藥瘦肉湯

材料：山藥1百克，瘦豬肉片2兩。

做法：取山藥1百克切片，豬肉片洗淨，冷水汆燙至微滾即可。將山藥片、豬肉片放入盛約1公升的冷水，煮約40分鐘即可。

● 山藥濃湯

材料：山藥4百克，排骨8兩。

做法：排骨熬成高湯備用。取新鮮山藥4百克研磨成汁，再將山藥汁加入高湯裡，煮沸即可盛鍋。

五味
辛甘
五性
涼
歸經
腸、胃

菠菜

Spinacia oleracea

台灣各地

《食材科屬及產地》

菠菜是莧科植物，性耐寒，喜冷涼氣候，適於沙地或黏土壤生長，根和葉均可食用。菠菜於七世紀左右由尼婆羅傳入中國，在台灣一年四季都可以買到新鮮的菠菜，富含多種維生素、蛋白質和礦物質。菠菜中胡蘿蔔素、維生素C含量都很高，是老少咸宜的大眾化蔬菜。

《食材功效》

● **降肝火**

體質易上火的人在穀雨時節可以多食用菠菜這類偏涼的食材，來降降肝火。

● **滋陰潤燥、清熱解毒、潤腸通便**

菠菜性涼味甘，有活血補血、滋陰潤燥、清熱解毒、潤腸通便的效果。古籍記載，菠菜可開胸膈，通腸胃，大便澀滯及患痔人宜食之。

● **抗衰老**

由於體質偏實的人，腸胃內積熱較多，容易在春季引起各種上火的症狀，而菠菜是最佳腸胃清熱的潤滑劑，不僅可以幫助排除體內積熱，菠菜本身富含的多種維生素及蛋白質、礦物質等養分，更能提供抗衰老的保養。一般菠菜可以涼拌食用，先將菠菜煮熟後，瀝乾拌入醬油、蔥末、蒜末，拌勻即可。

《食用方法》

唯一要提醒的就是食用前，可以先用滾沸的開水燙過，將菠菜中多餘的草酸溶出丟棄後，再進行烹調，以免阻礙身體對於鈣質的吸收，同時有缺鈣症狀、軟骨病患者及容易腹瀉的體質，不宜多吃。

《食療醫方》

● 掠拌菠菜

材料：菠菜一盤，調味料醬油、適量蔥末、蒜末。

做法：先將菠菜煮熟後，瀝乾；再拌入醬油、蔥末、蒜末，拌勻之後，即可盛盤。

立夏

SUMMER BEGINS

5/5-5/7

陽曆

蓮子心

NELUMBO NUCIFERA

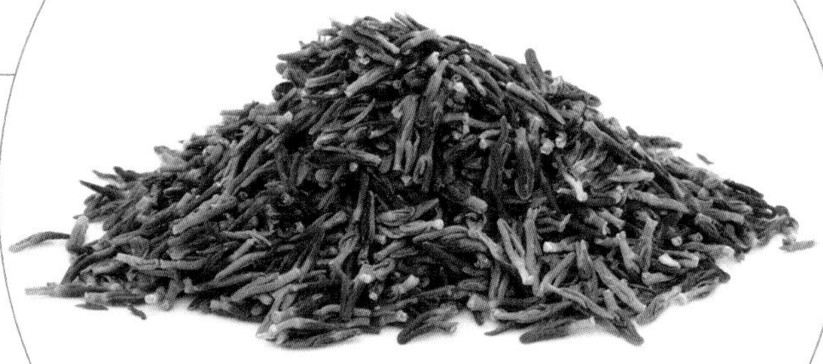

科／睡蓮科

屬／多年生水生草本植物蓮屬的成熟種子

別名／蓮心、薏、苦薏、蓮薏

屬性／清心去熱、止血澀精、可治口渴心煩之症

立夏養生，養心為優先

立夏，在每年5月3日至5日間開始，曆書記載：「斗指東南維為立夏，萬物至此皆已長大，故名立夏也。」意思就是立夏時正式告別春季，正是氣溫明顯升高，炎夏將臨，雷雨增多的季節，農作物也進入生長旺盛的一個節氣。立，有建立的意思，正是夏天的開始，按照大自然的屬性，夏屬火，與心相應，因此在立夏的補養五臟應以養心為優先。《黃帝內經》曰：「夏三月，此謂蕃秀。天地氣交，萬物華實；夜臥早起，無厭於日；使志無怒，使華英成秀，使氣得泄，若所愛在外，以夏氣之應，養長之道也。逆之則傷心，秋為咳症，奉收者少，冬至重病。」

天氣燥熱，避免抑鬱或暴怒

夏三月，此謂蕃秀，蕃的意思可視為「蕃籬」也就是一道圍籬牆，夏天好比春天翻過一道牆，展現出截然不同的氣候及景緻，比起初春時生長的稻禾，此時的花草樹木顯得更加秀麗。天氣地交，天空的雲朵與地面蒸騰的陽氣互相交流，萬物都處於開花甚至結實的狀態，此時養生之道根據節氣的轉變，可以晚一點睡，但要早起，不要因為太陽太強烈而不去戶外，只要做好防曬，應該趁此時多多吸收陽光的能量，等到秋冬之時，就會是身體能量的來源。立夏時因為天氣燥熱，要適時調整心情，避免抑鬱或暴怒，同時此時也是作物開花抽穗之時，為將來秋季的結果預作準備，而我們如果心情煩悶時，也要適時的疏泄，體內紊亂的氣機宣洩平和，就好像身體在外感受大自然般舒暢。可見夏季如果不能好的養心，調理心理情緒的健康，就可能會傷心，甚至在秋冬時導致重病呢。

陽虛體質的人，多曬曬太陽

古代將分為三候：「一候螻蟈鳴；二候蚯蚓出；三候王瓜生。」意思就是指立夏時節青蛙感受天氣轉變，晝伏夜出，開始活躍聒噪起來，蚯蚓為陰曲而陽伸之動物，白天感受地熱而爬出掘土，同時王瓜的蔓藤也快速的攀爬生長著，可見立夏時節萬物正茂盛的生長著，此時正是一年當中守護陽氣的最佳時節，尤其是陽虛體質的人，更應該順應陽氣，多曬曬太陽，面對陽光多做深呼吸，如此便能採集外界陽氣以補益人體的正氣。

立夏

蓮子心

NELUMBO NUCIFERA

宜

體質燥熱的人可多食，增強體質。

忌

過於苦寒，不適合長期飲用。

藥材特質

科屬及品種：蓮子心是睡蓮科植物蓮的成熟種子中間的綠色胚芽部分，取出曬乾製成。

食用功效：蓮子心的味道極為清苦，臨床上經常用於清心去熱、止血澀精、可治口渴心煩等症，降壓去脂的效果也不錯。

現代藥理研究發現其含生物鹼，木犀草甙，金絲桃甙及蘆丁等，具有降壓作用和一定的強心作用。中醫認為蓮子心性寒味苦，具有清熱固精、安神強心、止血澀精之效，可治心火上炎引起的煩躁不安、神智不清和夢遺滑精等症。蓮子心含生物鹼，還可以降血壓。所以體質燥熱的人在立夏時節，可以多食蓮子心等苦味的食物，來增強體質。

食用方法：蓮子心也具有養心安神的效果，尤其是經常需要頻繁使用腦力的工作者，經常泡蓮子心茶飲用，可以健腦、增強記憶力，提升工作效率，同時能預防老年癡呆症的發生。立夏時期建議以蓮子心加水沖服，除了能清心降火，還能改善便秘。中醫認為苦味入心，蓮子心有很好的降心火效果，可用於經常容易口舌生瘡的體質，並能幫助睡眠。

食用方法：但要提醒蓮子心過於苦寒，並不適合長期服用，同時也要避免在晚上喝茶，以免安神不成，反而導致頻尿而影響睡眠呢。

《蓮子心茶飲》

● 材料：取1兩銀耳發泡過夜，蓮子4兩，大棗10枚及適量清水、冰糖。
● 做法：首先將發泡後的銀耳去蒂頭並汆燙過，鍋中水煮沸，放入蓮子續煮20分鐘，加入銀耳再煮10分鐘後悶一下，加冰糖煮溶即可。

苦瓜

Momordica charantia L.

台灣屏東、彰化、台中市及花蓮等地

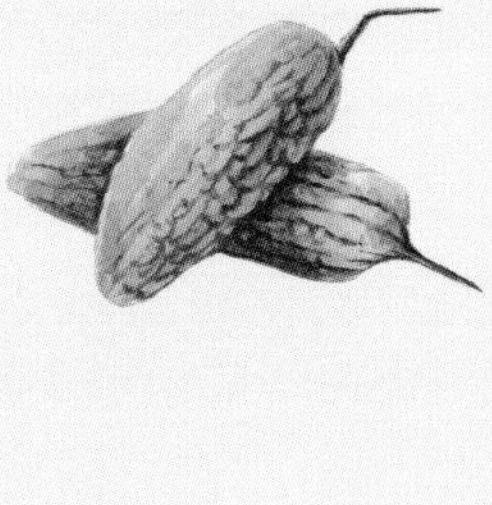

《食材科屬及產地》

苦瓜是葫蘆科苦瓜屬的一年生草本植物的果實，原產於南亞、東南亞、中國和加勒比海群島等，在台灣屏東、彰化、台中市及花蓮均有生長。品種依苦瓜外表皮色的不同，可分為白皮種、綠皮種及山苦瓜品種三大類。

《食材效用》

● **苦瓜素可促進食慾，提神解勞**

苦瓜特殊的苦味來源為苦瓜素（momorclicine），有促進食慾、降低血壓、消暑退熱、提神解勞、清血明目等作用。

● **明目解毒，止渴消暑**

體質燥熱的人在立夏時節，可以多食苦瓜等苦味的食物，來增強體質。立夏後氣溫漸熱，心臟的工作強度日漸增大，所以飲食應以順「心」為主。吃些具有益氣祛暑、養陰清心作用的飲食，如苦瓜，可以降火氣。清代王孟英《隨息居飲食譜》說：「苦瓜清則苦寒，滌熱，明目，清心。味甘性平，養血滋肝，潤脾補腎。」所以苦瓜具有清熱祛心火，明目解毒，補氣益精，止渴消暑等效果。

● 保護心臟，降低膽固醇

現在研究也發現苦瓜的維生素C含量很高，具有預防壞血病、保防止動脈粥樣硬化、保護心臟等作用，而苦瓜素更被譽為「脂肪殺手」能降膽固醇及三酸甘油脂。

● 提高免疫力、抗癌

苦瓜皂苷則有降血糖、降血脂、抗腫瘤、預防骨質疏鬆、調節內分泌、抗氧化、抗菌以及提高人體免疫力等作用，另外苦瓜也可以抑制正常細胞的癌變，並促進突變細胞的復原，具有一定的抗癌作用。

《食用方法》

白皮種的苦瓜幼時為淡綠色，可食用時為白色，成熟時會轉變為橘紅色，如白蓮苦瓜、白玉苦瓜，是各種苦瓜中最不苦的，適合燉湯；綠皮種的苦瓜成熟時則會轉變為青紅色，如翡翠苦瓜、青肉苦瓜，適合切薄片、快炒或涼拌；台灣花蓮地區復育的山苦瓜，是一種小型苦瓜，果實表面有瘤粒狀突起，果肉有明顯苦味，怕苦的話可以將內膜及籽去除，或將苦瓜切片後汆燙過，如此便可以降低苦味。

綠豆

Vigna radiata.

台灣各地

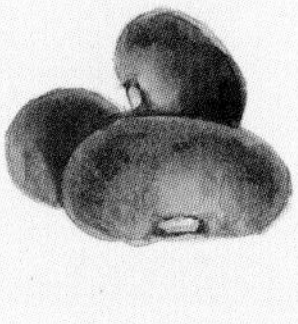

《食材功效》

五味：甘

五性：寒

歸經：心、胃

《食材科屬及產地》

綠豆是豆科豇豆屬的一年生草本植物，原產於印度，後來主要種植於東亞、南亞與東南亞一帶，中國各地都有種植。綠豆芽為豆科植物綠豆經加工後萌發的嫩芽，台灣各地均有培育。

《食材效用》

● 清熱解毒，調補腸胃

綠豆芽入菜的最早記載為秦漢時代，《本草綱目》：「綠豆色綠，小豆之屬木者也。通於厥陰、陽明。其性稍平，消腫治痘之功雖同赤豆，而壓熱解毒之力過之，且益氣，厚腸胃，通經脈，無久服枯人之忌。但以作涼粉、豆酒，或偏於冷或偏於熱，能致人病，皆人所為，非豆之咎也。外科治癰疽，有內托護心散，極言其效。」綠豆可以清熱解毒、調補腸胃、補益元氣、並通十二經脈。《本草綱目》中亦記載「綠豆、綠豆殼及綠豆芽功用稍有不同；綠豆殼性味，甘、寒、無毒，能解熱毒，退目翳。綠豆芽性味，甘、平、無毒，解酒毒、熱毒，利三焦。」

綠豆芽可防治老年及幼兒便秘

綠豆在發芽的過程中，會發生多種有益於人體的變化，部分蛋白質會分解成易被人體吸收的游離氨基酸棉子糖、毛類花糖等產生氣體的糖類完全消失，使得進食綠豆芽後不會像過量食用綠豆那樣引起腹部脹痛。研究發現，綠豆芽中含有蛋白質、脂肪、碳水化合物、多種維生素、纖維素、胡蘿蔔素、尼克酸和磷、鋅等礦物質，具有多種用途。因為含纖維素，綠豆芽與韭菜同炒，可用於防治老年及幼兒便秘，既安全又有效。

綠豆芽可清暑熱、美肌膚

綠豆芽含多種維生素，經常食用對於維生素B2缺乏引起的舌瘡口炎、維生素C缺乏引起的疾病等都有輔助治療作用。中醫認為，綠豆芽性涼味甘，不僅能清暑熱、通經脈、解諸毒，還能調五臟、美肌膚、利濕熱，適用於濕熱鬱滯、食少體倦、熱病煩渴、大便秘結、小便不利、目赤腫痛、口鼻生瘡等患者。

綠豆芽適合肥胖人進食

美國人很推崇綠豆芽，認為它是最適合肥胖人進食的蔬菜之一。

《食療醫方》

● 綠豆芽炒韭菜

材料：綠豆芽一盤，韭菜四分之一盤。調味料鹽及醋，適量蔥末、薑末及蒜末。

做法：洗淨食材，瀝乾；蔥末、薑末及蒜末下油鍋爆香。加入綠豆芽煸2～3分鐘後，加入適量鹽巴、醋；再加入韭菜拌炒均勻，然後即可盛出裝盤。

小滿

GRAIN BUDS

5/20-5/22

陽曆

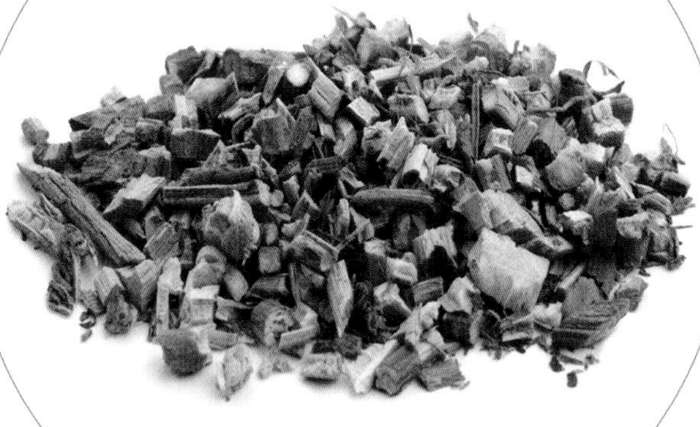

藿香

POGOSTANMON CABLIN

科／唇形科

屬／多年生草本或灌木植物廣藿香

別名／土藿香、青莖薄荷、川藿香、蘇藿香

屬性／具有鎮靜及收斂的作用

天氣悶熱，身體不清爽

小滿，在每年5月20日至22日間開始，曆書記載：「斗指甲為小滿，萬物長於此少得盈滿，麥至此方小滿而未全熟，故名也。」意思就是說小滿時節，許多作物均已結果，開始灌漿飽滿，但尚未完全成熟，所以稱為小滿，所以此時氣溫明顯升高，預告著天氣將比立夏時更濕、更熱、更悶，尤其雨量將會明顯增加。每年立夏時節，梅雨鋒面經常一波波的由中國南方一到台灣上空，造成強風豪雨，同時台灣也開始吹起又濕又暖的西南氣流，人們經常會感覺體內熱氣及濕氣悶住，散不出去，身體不清爽，東西也容易發霉。

適當苦味降心火，解除煩悶感

中國古代將小滿分為三候：「一候苦菜秀；二候靡草死；三候麥秋至。」意思就是指小滿時節苦菜已經是茂盛生長，中醫說，吃苦入心，化燥傷陰，適當的苦味可以降心火，解除身體濕熱不出的煩悶感，但苦味食物千萬不可以多吃，以免損傷脾胃，影響人體陰液，導至噁心嘔吐等不適。小滿時一些枝條細軟的草類也因為烈日照射，而漸漸枯萎，取而代之的是逐漸成熟的小麥。小滿時節的起居也應順應陰陽消長的規律，晚睡早起，已順應體內陽氣的生發，同時可以做些怡情養性的活動，下下棋，寫寫書法，以陶冶性情。

小滿

藿香

POGOSTANMON CABLIN

藥材特質

科屬及品種：藿香是唇形科多年生草本或辦灌木植物廣藿香，全草地上莖的部分乾燥後製成。

原產地：主要產於中國、印尼、菲律賓、馬來西亞等地。

台灣產地：台灣早期醫藥資源不足的環境下，藿香幾乎是家家必定種植的藥草，其具有肥厚的肉質葉片，葉面佈滿密密的細毛，並具有濃郁的特殊香氣，相當容易種植，因為此植物喜高溫，耐熱、耐旱又耐陰，是非常容易入門的植物。

食用功效：俗稱「左手香」的植物與廣藿香非常相似，也具有防蚊蟲叮咬、癰瘡腫毒等效果，

宜

一般食療以6克入菜，多為熬排骨湯或雞湯食用。

忌

苦寒性冷，脾胃不佳的人，千萬不能多吃。

但其實與廣藿香為不同植物。東南亞地區將藿香作為殺菌、驅蟲、放鬆身心的香草藥物使用，用於一些頭痛、嘔吐、腸胃不適、腹瀉等情況，甚至發展許多經濟價值，提煉成精油使用。

中醫認為藿香性平味辛苦，具有鎮靜及收斂的作用，臨床上經常使用於感冒、發燒、咽喉炎、扁桃腺炎等症，外用還可用於刀傷、燙傷及輕微發炎症狀。

藿香一般為芳香化濕藥材，主要治療濕阻中焦之脘腹痞悶、食欲不振、嘔吐、泄瀉、外感暑濕之寒熱頭痛等。

食用方式：在處理蚊蟲咬傷的時候，通常只需取一片新鮮的廣藿香葉片，用力搓揉出特殊氣味後，直接塗敷在蚊蟲叮咬處，便能很快消腫、止癢。體質虛寒怕冷的人，在小滿時節，可以多吃一些溫性但不宜過燥的食物，例如藿香，來增強體質。健胃祛濕又能適當散寒的食材，非藿香莫屬，此唇形科植物主產於廣東、海南等地，通常在夏秋季枝葉茂盛時採割，切斷生用。

《藿香烘蛋》

- 材料：取雞蛋1顆、藿香30克。
- 做法：雞蛋、藿香先拌勻後，以平底鍋加點橄欖油煎熟即可。
- 功效：尤其對腸胃炎、腹脹、口腔潰瘍等病症有預防的作用。

《食材功效》

五味 苦

五性 寒

歸經 肺

牛蒡

Arctium lappa L.

屏東、台南、嘉義、雲林等地

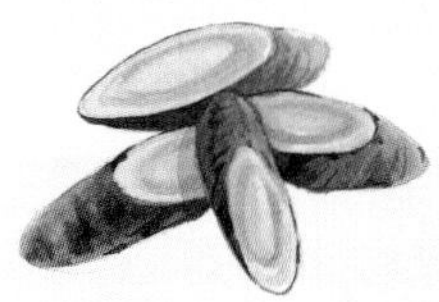

《食用科屬及產地》

牛蒡為菊科牛蒡屬二年生草本植物的根，起源於中國、印度、歐洲地區，於日本、北美洲地也有，台灣主要從日本引進，主要產區分佈於屏東、台南、嘉義、雲林等地。

《食材效用》

● **預防大腸癌，抗衰老**

牛蒡在中國長期作為藥用，因為富含豐富的膳食纖維，能有效改善便秘；富含的木質素可以預防大腸癌；菊糖成分能夠穩定血糖，經常食用也有抗衰老的作用。相傳牛蒡被視為可增強男人體力及補腎壯陽的聖品，所以日本婦女如果從市場買牛蒡回來時，一定要把牛蒡藏在菜籃底下，以免被看到，引人遐想，所以有「疼某菜」之稱呢！

● **改善便秘，降低膽固醇**

體質燥熱的人在小滿時節，可以多吃牛蒡來增強體質。牛蒡的纖維可以促進大腸蠕動，幫助排便，降低體內膽固醇。西醫認為它還具有利尿、袪痰止泄等作用外，對於便秘、高血壓、高膽固醇症的病患有幫助。

● **提升肝臟代謝和解毒功能**

牛蒡保肝保健的功效則源自於多酚類物質，多酚類植化素能提升肝臟的代謝與解毒功能，進而促進血糖、血脂的代謝。

● **具有減重及穩定情緒的效果**

牛蒡含的各種礦物質也可以幫助穩定情緒；同時所含的胺基酸能幫助我們補充體力，同時還有減重的效果。

《食用禁忌》

不過能幫助瘦身的部位，在牛蒡又粗又硬的外皮中，所含的皂苷成分，建議在感冒上火時不宜多吃，腸胃功能不佳時也不宜多吃，同時牛蒡屬於高鉀食物，腎功能不佳及有糖尿病腎病變的人都要小心別吃太多唷！

五味：甘淡
五性：涼
歸經：肺、大小腸、膀胱

冬瓜

Benincasa hispida Cogn
彰化、屏東、台東縣等地

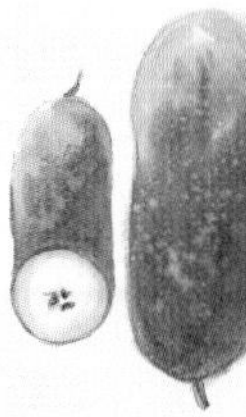

《食用科屬及產地》

冬瓜是葫蘆科草本植物的果實，主要產於亞洲熱帶地區，原產於中國和東印度，據記載中國於秦漢時代已經開始栽種，十六世紀時傳入歐洲，十九世紀時傳入美洲，目前世界各地都有栽種。台灣以彰化縣、屏東縣、台東縣栽培較多，其次為雲林縣、新北市及嘉義縣。常見品種有白殼大冬瓜、青殼長冬瓜、細長大冬瓜等三大類，原則上以外皮好像灑上一層白粉般的冬瓜的品質最佳。

《食材效用》

● 消暑退火，瘦身減重

冬瓜是小滿時節消暑退火的好食材，所含的維生素C經水煮後也僅稍許流失，且含有抑制糖類轉化為脂肪堆積的丙醇二酸，及促進人體新陳代謝的葫蘆巴鹼，可說是小滿時節瘦身減重的最佳食材呢！

● 促進皮膚新陳代謝，抑制黑色素

冬瓜還含有許多能幫助細胞活化的物質，不但能促進皮膚的新陳代謝，又

能抑制黑色素形成，也是夏天美白防曬的好食材唷！冬瓜籽更是含有對皮膚有益的蛋白質和瓜氨酸，幫助去斑、美白的效果更勝於冬瓜的果肉呢。

《食用宜忌》

體質偏實的人在小滿時節，可以多吃冬瓜來清熱健脾，又祛濕。中醫認為冬瓜味甘淡性涼，具有潤肺生津，化痰止渴，利尿消腫，清熱祛暑，解毒排膿的功效，對於暑熱口渴、痰熱咳喘、水腫、腳氣病、糖尿病、痤瘡、面斑、痔瘡等，均有助益，不過冬瓜雖可清熱降火，但寒性體質，飯後腹脹不適的人也不宜多吃，可以加點薑，中和冬瓜的涼性，避免傷及腸胃。由於冬瓜籽的顆粒硬，並不容易食用，建議煮成湯汁飲用，這樣自製的美白消腫「全冬瓜茶」，不僅在夏季炎熱的小滿時節，達到生津止渴的效果，同時又衛生健康無負擔呢！

《食療醫方》

● 全冬瓜茶

材料：1顆冬瓜、水、砂糖。

做法：可將整顆冬瓜洗淨，連皮帶籽切成小塊，加入適量水和砂糖，以中火煮開後，改小火熬煮，至湯汁略濃且顏色略呈褐色即可。

芒種

GRAIN IN EAR

6/5-6/7

陽曆

西洋參

PANAX QUINQUEFOLIUS

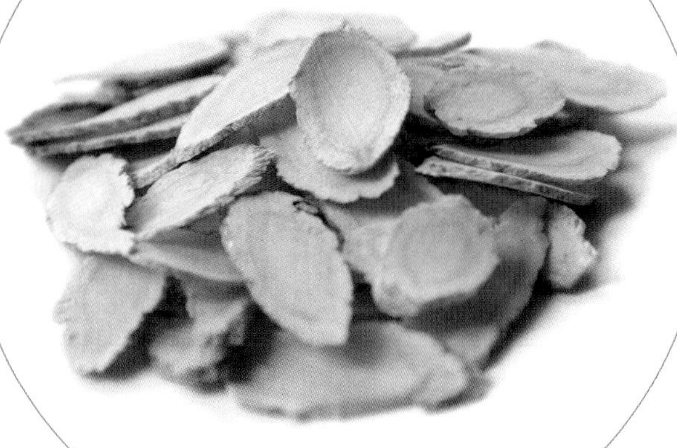

科／刺五加科

屬／多年生草本植物西洋參的根部

別名／花旗參、粉光參

屬性／滋陰補氣、生津止渴、除煩躁、抗疲勞

正式進入夏季，濕氣大增

芒種，在每年6月5日至7日間開始，曆書記載：「斗指已為芒種，此時可種有芒之谷，過此即失效，故名芒種也。」意思就是此時最適合種些有芒的穀類作物，例如稻、麥、黍、高粱等。此時天氣已經相當炎熱，正式進入夏季，此時也正值端午節節慶，家家戶戶會在門口掛些菖蒲、艾葉，一方面驅毒避邪，一方面也增添節慶的熱鬧。芒種節氣因為濕氣大增，使人體特別感覺懶散，不但體熱及汗液不易排除，也經常感覺四肢倦怠、有氣無力。此時養生保健的重點在於多做運動，以利氣血循環的運作，同時別因為天氣燥熱而貪食冷飲，一方面此時蚊蟲大量滋生，容易傳染各種疾病，而且傷了脾胃也容易影響人體健康。

盛夏時節，伯勞鳥過境恆春

中國古代將芒種分為三候：「一候螳螂生；二候鵙始鳴；三候反舌無聲。」意思就是指深秋產卵的螳螂，會有海綿狀的卵囊，在芒種時節每個卵囊都有上百個小螳螂破殼而出，而一種中小型的伯勞鳥，會發出「鵙鵙」刺耳呱噪的鳴叫聲，每年9月，台灣南端恆春地區，是伯勞鳥旺季，往往吸引大批愛鳥人士前往賞鳥，這批伯勞鳥由中國大陸北方，經過台灣恆春過境，會繼續往菲律賓過冬，隔年5月再循原路返回北方。此時能夠反覆其舌的伯勞鳥，反而不再發聲鳴叫，一說伯勞鳥是感陽而發，遇陰則無聲，因此我們在盛夏可以選擇生津止渴的飲食，但還是要避免過食生冷之物，同時清淡飲食，適時曬曬太陽，午休養精蓄銳，保持心情愉快，如此才是芒種時節的養生之道。

芒種

西洋參

PANAX QUINQUEFOLIUS

藥材特質

科屬及品種：西洋參是刺五加科多年生草本植物西洋參的根部，原產於美國北部到加拿大南部一帶，以威斯康辛州為主。

原產地：一般依產地分成兩種，即花旗參與加拿大參。美國舊稱為花旗國，花旗參由此得名，由於氣候影響，花旗參的參面橫紋比較明顯；而加拿大目前是全球西洋參最大的生產國，也是因為加拿大安大略省之土壤、氣候、環境等都適宜培育西洋參，所以一般所說的西洋參指的是加拿大花旗參。

食用功效：體質虛寒的人在芒種時節可以多食用西洋參來調整體質。在《補圖本草備要》和《本草綱要拾遺》中皆記載西洋參：「味苦、

宜

體質虛寒的人可多食用西洋參，來整體質。

忌

不利於濕症、咳嗽有痰、口水多、有水腫等症狀。

《典故》

相傳很久很久以前，山東有座雲夢山，寺內有一師徒二和尚，師父常下山吃喝玩樂，虐待小徒弟。徒弟面黃肌瘦辛苦幹活。有一日，來了一位紅肚兜小孩幫他做事，只要師父一

微甘，性涼，具有滋陰補氣、生津止渴、除煩躁、清虛火、扶正氣、抗疲勞的功效。」說明西洋參具有益氣養陰之功效。

經研究發現，西洋參中的人參皂苷可以有效增強中樞神經，達到靜心寧神、消除疲勞、增強記憶力等作用；常服西洋參可以抗心律失常、抗心肌缺血、抗心肌氧化、強化心肌收縮能力，冠心病患者症狀表現為心慌氣短，長期服用西洋參者，療效顯著。

西洋參還可以調節血壓，有助於高血壓、心律失常、冠心病、急性心肌梗塞、腦血栓等疾病的恢復；西洋參作為補氣保健藥材，還可以提高免疫力，抑制癌細胞生長。

回來，紅小孩便不見了。日久之後，小徒弟幹粗活一整天也不累，臉上更是紅光滿面。在師父逼問之下，徒弟只有據實以告。師父命徒弟，用一根紅線穿上針，別在寺中紅小孩身上。次日師父把徒弟鎖起來，循線找去，找到一棵老紅松樹旁，挖出「參童」帶回煮，並特別囑咐徒弟千萬不可揭鍋，火不可停。徒弟被鍋內芳香靈氣所驅動，於是連湯帶參全部喝光。

師父回寺一見不妙，徒弟情急害怕，快跑走了兩步，腿竟輕飄起來，騰空而去，留下氣急敗壞的師父。老紅松樹旁原長一對「參童」，被盜挖後，另一參童從山東逃到關外深山老林，在長白山上住下，因人煙稀少，可免再遭殃。從此關內人參漸少，關外人參漸多而年久品良。

芒果

Mangifera indica L.

南台灣

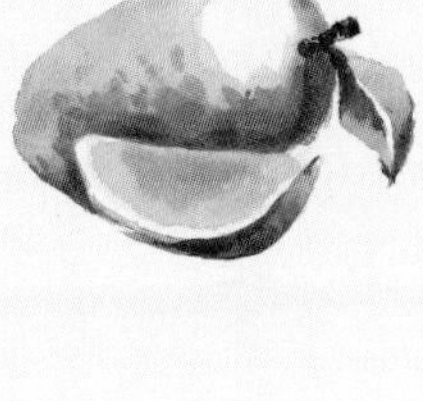

《食材科屬及產地》

芒果漆樹科木本植物的果實，原產於印度，由荷蘭人引進台灣，普遍種植於南台灣，市場上常見的有土芒果、改良種、南洋種與新興種等四種品種，其中土芒果是最有芒果香氣的品種，一般果型圓短，果皮均勻泛黃，盛產於屏東，果肉纖維多，口感甜中帶酸；改良種的包括愛文芒果、海頓芒果、聖心芒果、凱特芒果等，愛文芒果的果皮為亮橘紅色，盛產於芒果季節，香氣越濃烈者越成熟，顏色越紅者越香甜，外表帶果粉者越新鮮，纖維細緻且果實小，是非常受歡迎的品種。

同樣為改良品種的凱特芒果，盛產期要到9月，而且果皮顏色較特殊，同時有紅、黃、綠三種不同顏色的漸層，非常美麗，而且不同於愛文芒果的絕對香甜，凱特芒果甜中帶酸的風味，猶如戀愛中的酸甜滋味，令人難忘；而新興種的金煌芒果，體型較大，一顆重達一至兩斤，果皮為均勻淡黃色，纖維細緻甜度清香，可以享受大口吃芒果的樂趣；同樣為新興種的玉文芒果，結合愛文芒果的橘紅果皮顏色，及金煌芒果的口感風味，

《食材功效》

五味：甘酸
五性：涼
歸經：肺、肝、脾、胃

是吃一口便留下深刻印象的品種呢！

「芒種夏至，芒果落蒂」，指的是台灣南部的芒果，在芒種後上市；「芒種逢雷美亦然，端陽有雨是豐年」，意思是說，芒種的雨水是豐收的前兆。

《食材效用》

● 解渴生津，止嘔，止暈車暈船

芒果美味可口，含有豐富的醣類、有機酸、維生素A、B1、B2、C及磷、鈣、鐵等。中醫認為芒果性平味甘，能解渴生津，生食能止嘔，止暈車暈船。

● 芒果核解毒降壓

芒果核入藥能解毒消滯、降壓。

《食用禁忌》

● 體質過敏的人，千萬不可多吃

但芒果性屬濕熱，若本身容易皮膚過敏，千萬不能多吃。芒果還未成熟時，果蒂部位會有白色汁液滲出，裡面的間苯二酚類成分，容易誘發過敏，所以真的很想吃的話，可以請他人代為去皮，避免接觸到殘留在果皮上的汁液，但是如果體質嚴重過敏的人，或是一吃芒果，便出現蕁麻疹、丘疹、紅疹、小水泡、搔癢、嘔吐等症狀，或是嘴唇周圍出現一圈紅腫，或是引起聲音沙啞等症狀，千萬不能再吃，否則嚴重甚至會引起過敏性休克喔！

● 腎功能不佳者，需注意每天所食分量

芒果同時也是高鉀的食物，可以幫助降壓，但是如果是腎臟功能不佳或心臟病患者，每天吃的分量，最多不能超過自己的一個拳頭大小，以愛文芒果為例，一天最多只能吃半顆。

《食材功效》

五味　甘

五性　寒

歸經　脾、胃、大腸

黃瓜

Cucunis anguria L.

台灣各地

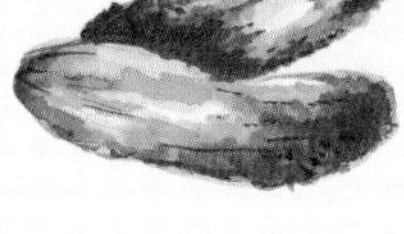

《食用科屬及產地》

黃瓜是葫蘆科一年生草本植物的果食，原產於印度北部，漢武帝時張騫出西域帶回，又稱胡瓜。黃瓜生長期短、收穫量大，在台灣各地皆有種植，一般分為大黃瓜及小黃瓜兩種。大黃瓜的瓜面有疣狀突起的細刺，又稱刺瓜；小黃瓜依長度分為5吋種及7吋種，一般細小的品種風味較佳。由於小黃瓜屬於連續採收型作物，故在採收時，有些作物已經成熟可供採收，有些則未熟需要噴灑農藥，因此小黃瓜表面經常被檢驗出農藥殘留！其實只要使用流動的清水清洗，或是現先將黃瓜汆燙準備，就能去除大部分殘留在小黃瓜表面的農藥、蟲卵等不良成分了。

《食材效用》

● **利尿消水腫，消炎瘦身**

中醫認為，黃瓜性涼味甘，具有利水、清熱、解毒、止渴、利尿消水腫、潤腸通便、消炎瘦身等功效。

● 幫身體補水，預防中暑

黃瓜富含水分，能幫助身體補水，並在炎熱的芒種時節幫助身體維持體溫，預防中暑。

● 阻止黑色素沉澱，維持皮膚青春

黃瓜內含有丙醇二酸，可以抑制糖類轉化成脂肪吸收；富含的豐富維他命C甚至可以阻止黑色素沉澱呢。黃瓜的種子也是寶，富含維他命E，能幫助肌膚維持青春活力，同時幫助身體增加能量。

《食用方法》

● 體質燥熱、上火的人，適合多食黃瓜

體質燥熱的人在芒種時節可以多食用黃瓜來調整體質。尤其是有慢性疾病，如糖尿病、高血壓、高血脂以及經常喉嚨腫痛、口渴、心煩、便秘、上火的體質，特別適合多吃黃瓜。

● 女生經期時，需搭配溫性食材共食

不過也因為黃瓜性較寒涼，脾胃虛寒及慢性腹瀉的體質不宜多吃，女性月經期間如果要吃，建議搭配一些較溫性的食材共食，以免有寒性經痛的體質，會有更嚴重的經痛。

夏至

SUMMER SOSTICE

6/21-6/22

陽曆

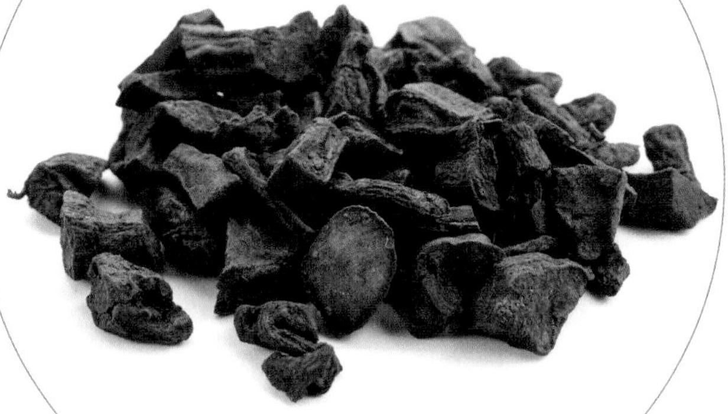

何首烏

POLYGONUM MULTIFLORUM THUNB.

科／蓼科

屬／蓼屬何首烏種多年生草本植物的乾燥根莖

別名／烏肝石、赤首石、夜交藤

屬性／性平微溫味苦甘澀

體質虛寒的人，可以開始進行「冬病夏治」

夏至，在每年6月21日至22日間開始，曆書記載：「日北至，日長之至，日影短至，故曰夏至。」意思就是說夏至是陽氣最旺盛的季節了，接下來太陽直射地面的位置逐漸南移，白日時間漸漸縮短，而此時也是體質虛寒的人，可以開始進行「冬病夏治」的大好時機。

偶爾晝夜溫差大，不過端午不收冬衣

台灣有句俗話說，「不過端午不收冬衣」，端午所在的芒種時期，偶爾還會有晝夜溫差大的情況，但到了夏至，之後有所謂三伏天，也就是一年中最炎熱的時候，此時人們容易食慾不振，身體煩熱，長年有過敏性鼻炎及哮喘、支氣管炎等體質偏寒的人，可以配合在夏至時期，在人體背部特定的穴點進行藥物敷貼，以夏季的心火剋至秋季的肺金，期待鼓動陽氣，增強免疫力，利用中醫五行相克的原理養生，扶正去邪，固本培元，使好發於秋冬的「冬病」，能在夏至時達到「夏治」的目的。

北回歸線經過嘉義和花蓮，梅雨季節正式結束

古代將夏至分為三候：「一候鹿角解；二候蟬始鳴；三候半夏生。」

意思就是指立夏時節鹿的前角便會開始脫落，由於鹿屬陽，角往前長，古人認為夏至時陽氣最盛，接著便開始衰微，於是鹿角也開始脫落，而夏天的蟬，又稱「知了」，雄蟬在夏至時便會鼓翼而鳴，天南星科的半夏在夏至後也開始生長，因為半夏是喜陰的植物，所以在夏至後才開始生長，由此也可得知夏至實為大自然的分界點，此時北回歸線恰好經過嘉義縣水上鄉及花蓮縣瑞穗鄉，梅雨季節已正式結束，緊接著是颱風的旺季，而此時也正是中醫養生中相對困難的時期，此時建議「心靜自然涼」，在炎熱的夏日裡，更當避免風扇及空調直吹，以免寒邪驟然入侵引起感冒症狀，同時也要避免在烈日下曝曬，以免中暑。

夏至

何首烏

POLYGONUM MULTIFLORUM THUNB.

藥材特質

科屬及品種：何首烏為蓼科蓼屬何首烏種多年生草本植物的乾燥根莖。

原產地：原產於中國江蘇、浙江、廣東、廣西、河南、安徽、貴州、四川、南嶺諸州，順州南河縣、賓州牛頭山等。

台灣產地：台灣特有品種，分佈於全台低到中海拔山區之原野或森林中，不像大陸生產的粗壯根莖。

食用功效：台灣種的塊莖狀似人形，民俗療法中被用於風溼及關節疼痛，也有用於緩解感冒、溼咳等。

相傳何首烏藤是一種一根兩藤的植物，日間兩藤分開生長，夜間卻交纏一起，故又名夜

宜

體質燥熱的人食用，可以養肝陰、增強體質。

忌

懷孕婦女不可以大量食用。

《典故》

相傳古時有一姓何的人，已到花甲之年，頭髮發白、身體虛弱。一日在山中遇有一不明植物，掘其根塊食之，之後因常服用此植物塊根，不久頭髮變回烏黑，而且身體轉好，因而

交藤，乾燥藤具有養血安神，去風通絡的效果，經常使用於失眠多夢等情況，但由於台灣何首烏為一種蓼科的纏繞藤木，蔓延性強，但塊莖不大，所以被學者視為會影響其他植物光合作用的有害植物。

中醫認為何首烏性平微溫味苦甘澀，有補精髓，益血氣，烏鬚髮，消瘰癧、散癰腫、益腎、養血、祛風等作用，現代藥理研究發現何首烏含多種酚類化合物，根含大黃酚、大黃素、大黃根酸等多種蒽醌類衍生物；含有卵磷脂，有強壯神經作用；含有大黃根酸，有促進腸管蠕動作用，能阻止膽固醇沈積，幫助減輕動脈硬化。

食用方式：體質燥熱的人在夏至時節，可以多吃一些能養肝陰，又能順應此夏至陰陽互轉時節的食物，如「何首烏雞」來增強體質。何首烏可補肝益腎，養血祛風；雞肉可補五

將此植物稱為何首烏。

又一傳說漢朝才子司馬相如，因長年勞碌而頭髮早白，漢武帝派太醫為其醫治，太醫給司馬相如吃了一種不知名的丸藥後，白髮竟轉為黑髮，因為太醫姓何，便將此藥稱為何首烏。當然傳說不可考，但是何首烏黑髮的功效，卻深植民間傳說。

臟，益氣力，壯陽道，添精髓。兩者合用具有滋肝養腎、扶陽助陰的功效。此外何首烏還能促進造血、增強人體免疫功能、保肝降血脂、抗動脈粥樣硬化、同時富含維生素E可預防皺紋產生、還可潤腸通便，可說是養生食療中的佳品。

《何首烏雞》

● 材料：準備烏骨雞1隻、何首烏50克。

● 做法：先將烏骨雞整隻汆燙備用，將何首烏以20杯的水煮成15杯，過渣取汁，再把整隻雞加上何首烏汁，小火燉煮一個半小時即可。

《食材功效》
五味 甘酸
五性 微寒
歸經 胃、肝、肺、大腸

番茄

Lycopersicon esculentum Mill.

嘉義、台南、高雄

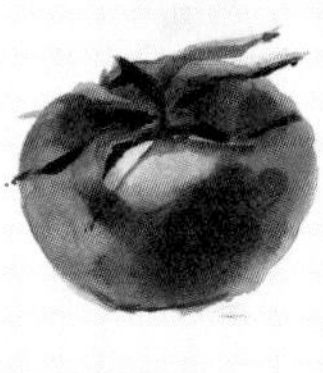

《食用科屬及產地》

番茄為茄科草本植物的漿果，起源於南美洲，十六世紀傳入歐洲，十七世紀傳入亞洲及中國，由於外型與柿子十分相似，一樣有著鮮紅色的外皮，故稱為「西紅柿」，台灣產地以嘉義、台南、高雄為主，一般可分為大果及小果兩種，大果以可生食的牛番茄為代表，小果以聖女番茄、金童番茄為代表。

《食材效用》

● 減緩血管老化，抗氧化

番茄含有豐富的茄紅素及維生素C，不僅可減緩血管老化、降低血脂，還可抗氧化，無論生吃或是熟食，都能吃到番茄的營養，因為番茄豐富的茄紅素，在加熱過程中並不會流失過多，切碎後反而釋放更多茄紅素，而烹調後可增加體內的吸收率，更增強番茄抑制自由基及抗氧化的功能呢。

● 生津解渴，清熱解毒

中醫認為，番茄性微寒味甘酸，具有健胃消食、生津止渴、清熱解毒、降低血壓、涼血平肝、補血潤燥、舒筋活絡等效果，在夏至時節酸甜滋味還能刺激食慾。西洋俗話說：「番茄紅了，醫生的臉就綠了。」所以番茄適合大多數的人食用，不論是有心臟病、高血壓、糖尿病、肝炎、膽囊炎、膽結石、動脈硬化、或癌症患者，皆可食用。

《食用宜忌》

● 體虛者不宜多吃，減肥者宜食大番茄

建議體虛的人不宜多吃，如果腸胃虛寒的情況下也不宜多食，容易引發胃痛，而且想要利用番茄減肥的話，記得要選大番茄，因為小番茄的熱量並不低唷！

● 月經期間不宜多食

女性朋友生理期間也不宜多食，以免造成身體不適。

五味 微甘
五性 寒
歸經 腸、胃

蕹菜

Ipomoea aquatica Forsk
宜蘭縣礁溪鄉

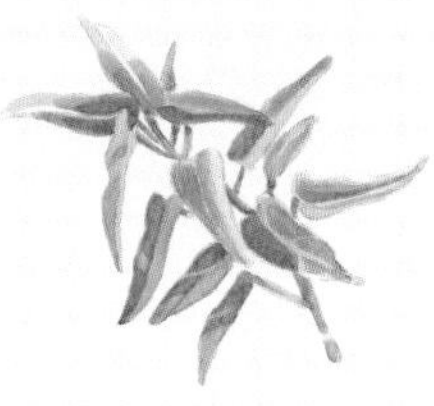

《食用科屬及產地》

蕹菜即大家所熟知的空心菜，而空心菜的名稱，因植物的莖部為中空而得名。蕹菜為旋花科一年生或多年生草本植物，原產於中國及印度，廣泛分佈於亞洲熱帶地區，中國以華南及西南較多。

● 宜蘭縣礁溪鄉栽種的溫泉空心菜，久煮也不易變黑

台灣全省各地皆有分佈，一般分為大葉種及小葉種兩種，大葉種的莖較粗長，葉片為長三角形，口感較粗，多栽培於水田，但台灣宜蘭縣礁溪鄉，利用當地的溫泉水田，栽種出溫泉空心菜，屬於粗莖而口感細緻的品種，礁溪溫泉源自雪山山脈，屬弱鹼性碳酸氫鈉泉，含有豐富的礦物質，栽種的空心菜久煮也不易變黑；小葉種的莖較細長，葉片為尖劍形，多栽培於旱地，一般口感較細緻，而且因富含鐵質，料理過程中經常容易因為氧化而變黑。

《食材效用》

●清涼止血，潤腸通便

中醫認為，蕹菜性寒味甘，可用於涼血止血、清熱利濕、潤腸通便、消除口臭，小朋友出麻疹後，適時吃些清熱解毒的蕹菜湯也有幫助。臨床上對於經常流鼻血、反腹血尿、經常便秘、痔瘡、糖尿病患者，都非常適合食用。

《食材禁忌》

但是蕹菜屬於高鉀食物，腎功能不佳者不宜多吃，有消化性潰瘍者也不適合，女性在月經期間也不宜多食。

小暑

SLIGHT HEAT

7/6-7/8

陽曆

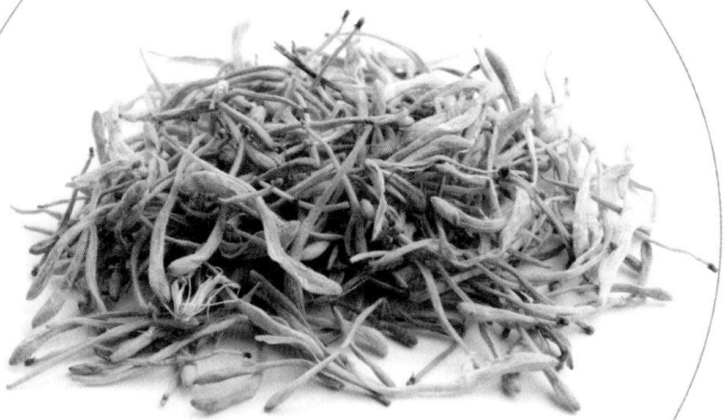

金銀花

LONICERA JAPONICA THUNB.

科／忍冬科

屬／忍冬屬

別名／忍冬花、鷺鷥花

屬性／性寒味甘，用於清熱解毒、溫病發熱及多種感染性疾病

天氣炎熱，容易疲倦乏力

小暑，在每年7月6日至8日間開始，曆書記載：「斗指辛為小暑，斯時天氣已熱，尚未達於極點，故名也。」意思就是小暑時已進入炎熱的夏天，暑是指溫熱之氣，古人認為夏至時雖然日照最長，但是地表吸收太陽的熱氣要累積蘊釀一段時間，在小暑之後才會慢慢散發出來。此時天氣炎熱，人們經常會出現心煩氣躁、疲倦乏力的情況，此時容易情緒失調，也是最好發空調病、冷氣病、冰箱病與風扇病的時期。也是因為氣候炎熱，氣溫較高，人體新陳代謝加快，此時能量明顯消耗，人們也格外貪涼，其實夏季食物容易腐敗，飲食不節常常會導致病從口入，而若無法克制口腹之欲，容易影響身體健康。

蟋蟀也跑到牆角下避暑氣

中國古代將小暑分為三候：「一候溫風至；二候蟋蟀居宇；三候鷹始鷙。」意思就是指小暑時節天氣炎熱，不再有一絲涼風，而是燠熱難耐的暑氣與熱風，而且由於天氣炎熱，蟋蟀也離開炎熱的田野，跑到庭院的牆角下以避暑氣。在空中甚至可以看到老鷹帶領著小鷹，在空中展翅飛翔，練習博擊及獵食的技巧。

小暑

金銀花

LONICERA JAPONICA THUNB

藥材特質

科屬及品種：金銀花為忍冬科忍冬屬多年生半常綠纏繞木質藤本植物的花苞。「金銀花」一名出自《本草綱目》，由於忍冬花初開為白色，後轉色，因此得名金銀花。

原產地：原產於大陸、日本及台灣。

台灣產地：台灣全區中低海拔及平面，採其金銀花花苞將其曬乾，就是中藥材所謂的金銀花，俗稱忍冬花。

食用療效：中醫認為，金銀花性寒味甘，臨床用於清熱解毒、溫病發熱、熱毒血痢、癰腫疔瘡、喉痹及多種感染性疾病。現代藥理研究發現，金銀花含有木犀草素、肌醇、皂甙，

宜

宜用於肺和胃的不適病症。

忌

體質寒涼、胃腸不好的人勿食用。

《典故》

相傳古代有一農家，生了一對雙胞胎女兒，分別取名為金花、銀花，兩姊妹自小天生麗質，活潑可愛，一轉眼十六年過去了，金花、銀花不但長得亭亭玉立，美若

分離出的綠原酸和易綠原酸是金銀花抗菌的有效成分，臨床實驗也發現金銀花萃取液，對於減少腸道對膽固醇的吸收，降低膽固醇、促進巨噬細胞活性、調節免疫、興奮中樞神經皆有幫助。在小暑時節可以來一杯金銀花茶，惟脾胃虛寒及氣虛，瘡瘍膿清者忌服。

《金銀花茶》

- 材料：3克乾燥金銀花、山泉水。
- 做法：取金銀花入杯，以90℃的山泉水沖泡並浸悶3分鐘，掀蓋時會有氤氳上升的香氣，輕啜一口，細細品味。

天仙，而且手足情深，形影不離，雖然不斷有人上門提親，但金花、銀花為了不願分離，希望對象也是孿生兄弟，而且相貌、人品、感情也都要很好，否則寧缺勿濫。當然幾乎不可能有人合乎標準，她們的青春也一直蹉跎下去，有一天金花突然罹患一種熱性傳染病，醫生囑咐必須隔離，但銀花不聽勸告，依舊日夜守著姊姊，結果也被感染，姊妹倆一起病倒了，最後醫生束手無策，兩姊妹含淚去世，死後她們變成治療這一種疾病的藥草，以救治世人，並報答父母的恩情。隔年春天，在她們的墓上長出了一種藤蔓，先開白花，再變黃花，能治熱疾，人們稱之金銀花。

《食材功效》

五味　甘

五性　涼

歸經　心、脾、胃

蓮藕

lumbonucifera Gaertn

台南市白河區、嘉義縣等地

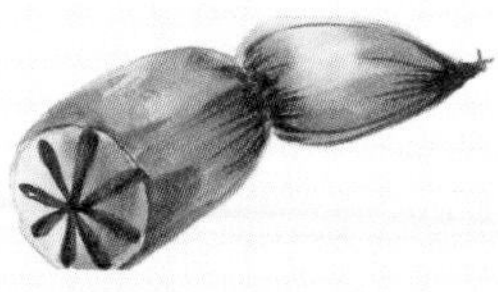

《食用科屬及產地》

蓮藕為睡蓮科蓮的地下莖，先端膨大呈根狀的可食用部位，原產於中國及印度，中國華南各省皆有生產，一百多年前由日本引進台灣，大部分種植在台南市白河區及嘉義縣，雖然一年四季都買得到蓮藕，但好吃的蓮藕是外型肥肥短短，藕節粗且短，藕節長度不超過藕節中心直徑兩倍的蓮藕，外型越飽滿，表示蓮藕的成熟度愈高，口感愈好，最好是買未清洗過、帶濕潤泥土的蓮藕，表示越新鮮。

蓮藕自古以來即被視為滋養食品，由於切面多為七孔，因此也被稱為「七孔菜」，一般可分為兩種，一種是蓮藕皮黃肉白，口感脆嫩水分多，適合做菜，另一種蓮藕皮肉淡紅，澱粉含量較多，常加工製成藕粉。

《食材效用》

● 清熱止血，散瘀消腫

中醫認為，蓮藕生用性寒味甘，可清熱生津、涼血止血、散瘀消腫，適合口乾舌燥及火氣大的人食用；而煮熟的蓮藕性質由寒轉溫，有健脾養胃、補氣養血、止瀉緩痛的效果，適合胃腸虛弱、消化不良的人食用。

《食用方法》

● 蓮藕頭宜掠拌，蓮藕尾宜煮湯來吃

將蓮藕涼拌入菜的話，要選蓮藕的頭部，因為蓮藕的頭部通常較短較嫩，口感脆嫩；如果是煮湯要選用蓮藕的尾部，質地較鬆，耐久煮。

● 糖尿病患者宜控制食用分量

蓮藕經過加工，製成蓮藕粉，沖泡後加冰糖飲用，清涼退火，開胃止渴，可健胃整腸，但蓮藕雖然對人體很好，糖尿病患者還是要特別注意，蓮藕是含有澱粉的蔬菜，在食用上還是必須控制分量，以免血糖升高。

《食材功效》

五味：甘

五性：寒

歸經：肺、脾、大腸

香蕉

Musa sapientum L

台灣中南部地區

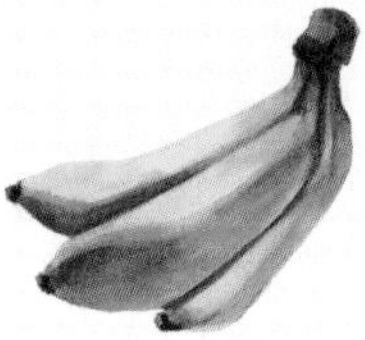

《食用科屬及產地》

香蕉是芭蕉科植物的果實，原產於印度，西元六世紀時傳至非洲，因果實含大量澱粉，故成為非洲人的主要糧食。十五世紀傳入中美洲、十六世紀傳入澳洲、十八世紀始傳入南美洲，現在熱帶地區大多有栽種。

據傳在乾隆年間從福建引進蕉苗，但種植面積不廣，到了日治時代，由於日人愛吃香蕉，在台灣各地試種，主要產地集中在中南部地區，一般以種北蕉品種為主。香蕉原種於印度喜馬拉雅山麓，有北蕉、芭蕉、粉蕉、仙人蕉、矮腳蕉、紅皮蕉等種，為熱帶果樹，結果快速，又方便實用，老少咸宜。位於台灣屏東縣的「台灣香蕉研究所」，是國內唯一針對單一項水果所成立的研究單位，過去是以農民諮詢及培育新品種為主，場內保存兩百多種香蕉品種，並有實境蕉園，近來開放一般民眾參觀。

《食材效用》

● **潤腸通便，強心降壓**

中醫認為，蓮藕生用性寒味甘，可清熱生津、涼血止血、散瘀消腫，適合中醫認為，香蕉性寒味甘，有清熱解毒、潤腸通便、強心降壓的作用。香蕉含豐富的鉀離子，對於血壓的平衡和心肌的收縮有幫助；富含豐富的膳食纖維果膠，可促進腸蠕動、預防便秘。

● 舒緩情緒，鎮靜安眠

香蕉還含有色胺酸，能幫助舒緩情緒、鎮靜安眠，並促進大腦分泌腦內啡；不過香蕉的熱量不低，半根香蕉就相當於一份水果的熱量，而且平時應避免空腹吃香蕉，以免造成腸胃不適。

《食用宜忌》

● 筋骨痠痛、腎功能不佳者，不宜多食

同時香蕉也是高鉀食物，所以腎功能不佳的人不宜多吃，也因為香蕉含磷量高，進入體內易與鈣離子競爭，造成體內鈣質降低，所以筋骨痠痛、急性扭拉傷及骨折、骨頭疏鬆的族群均不宜多食。

大暑

GREAT HEAT

7/22-7/24

陽曆

山楂

CRATAEGI FRUCTUS

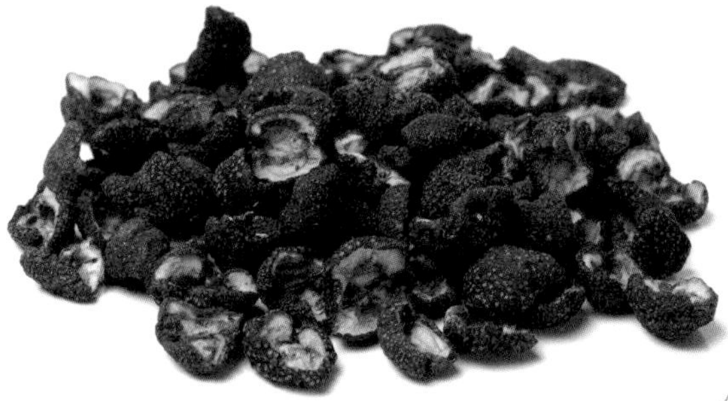

科／薔薇科

屬／落葉喬木或灌木的果實

別名／山裡紅、胭脂果

屬性／性微溫味酸甘，可健脾行氣、消食化積、散瘀化痰

一年當中最熱的時候，常伴隨大雷雨

大暑，在每年7月22日至24日間開始，曆書記載：「斗指柄為大暑，斯時天氣甚烈於小暑，故名曰大暑。」意思就是大暑是一年當中最熱的時候。中國古代將大暑分為三候：「一候腐草為螢；二候土潤溽暑；三候大雨時行。」意思就是指大暑時節正是螢火蟲卵化而出的時期，古人浪漫的解釋成腐草變成了螢火蟲，所以在夏夜的田野間四處星光點點，同時天氣變得悶熱，時常會有大雷雨出現，這種濕熱的天氣達到一定的飽和，化為雨水從天而降，不但稍稍沖散煩熱的暑氣，也為即將到來的立秋埋下伏筆。

從夏至到大暑的三伏天，應避暑熱

從夏至到大暑約三十天的期間，稱為三伏，每十天依序為初伏、中伏、末伏。伏是隱藏的意思，也就是建議在三伏日，人們應該要隱藏在室內陰涼處以避暑熱，而不要在陽光下曝曬，因天氣的酷熱，冷飲可說是隨手可得，但提醒經期容易腹痛的人，應避免冰水冷飲。中醫認為如果在經期前後，易感小腹冷痛，同時經量少、色淡，伴隨腰酸腿軟等症狀，是屬於腎陽虛弱的體質。如果在大暑時節，因天氣炎熱而無節制的飲用冷飲，會因為陽氣本虛，而內寒更甚，進而影響體內胞宮經絡、導致拘急閉塞，使月經來潮時劇痛，伴隨噁心嘔吐、甚至冷汗淋漓。

大暑

山楂

CRATAEGI FRUCTUS

藥材特質

科屬及品種：山楂為薔薇科落葉喬木或灌木的果實。

食用療效：中醫認為山楂性微溫味酸甘，歸脾、胃、膽經，《本草經》列為上品，可健脾行氣、消食化積、散瘀化痰。山楂在中國已有三千多年歷史，《爾雅》書中就有記載，別名山裡紅、胭脂紅。山楂營養豐富，擁有豐富的維他命B、C、胡蘿蔔素等，生用可以行氣散瘀，炒過用於健脾消食。

現代藥理研究發現，山楂能促進消化酶的分泌，加強胃部的消化功能，所含的脂肪酶可以促進脂肪分解，提高蛋白消化酶的活性，使肉食更容易被消化；山楂所含的丹寧可以

宜

體質虛寒此時可以多吃山楂紅糖湯，來增強體質。

忌

中氣不足，容易腹洩，脾胃虛弱者，慎服。

《典故》

相傳在南宋紹熙年間，宋光宗最寵愛的妃子不知生了何病，面黃肌瘦，瘦骨如柴，飯不食，茶不飲。皇帝甚是著急，御醫用了許多高貴藥材，病情如故，於是張榜告示招醫。有

擴張冠狀血管、降低血壓和膽固醇，但吃太多會讓人食慾大開、更加飢餓，反而影響正常的腸胃功能。容易氣虛或拉肚子、脾胃虛弱者，應避免吃太多。服人參時，勿同時食用山楂，會解人參補性。

體質虛寒的人在大暑時節，可以多吃山楂紅糖湯來增強體質。《醫學衷中參西錄》裡頭介紹：「山楂，若以甘藥佐之，化瘀血而不傷新血，開鬱氣而不傷正氣，其性尤和平也。」而在《長沙藥解》介紹桂枝：「入肝家而行血分，定經絡而達榮鬱。」所以山楂與紅糖合用，可以促進血液循環，化瘀止痛的功效。

《山楂紅糖湯》

● 材料：取20克山楂、紅糖20克。

● 做法：先將山楂以兩碗清水煮成一碗，去渣後再加入紅糖食用。

一天，一位江湖郎中揭榜進宮，為貴妃診脈後，開了個藥方：山楂加紅糖煎熬，每飯前吃5至10枚。並預測半個月後就會痊癒。果然，半個月後，貴妃就康復了。後來傳入民間，成了酸脆香甜的蘸糖山楂，也演變成了冰糖葫蘆在街上兜售。

五味 甘
五性 微寒
歸經 脾、胃、肺、大腸

薏仁

Coix lacryma-jobi L.

彰化縣二林鎮、台中市大甲區及南投縣草屯鎮等地

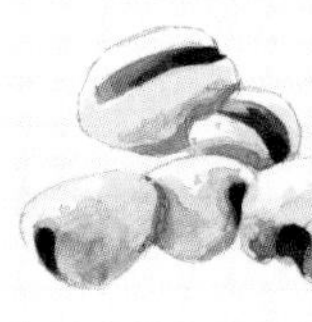

《食用科屬及產地》

薏仁是禾本科一年生草本植物的種子，原產於印度等熱帶亞洲地區，現今印度、中國、泰國、緬甸、越南、南美洲的巴西、日本、韓國及台灣等地均有種植，台灣產地主要集中在中部彰化縣二林鎮、台中市大甲區及南投縣草屯鎮等地。植物的果實脫殼後俗稱薏仁，一般常用的薏仁為白薏仁，是除去外殼與種皮的穀仁；而紅薏仁則是指去除外殼後仍保留種皮的部分，表皮呈深咖啡色，仍保留完整的維生素B群與纖維素。但市售的洋薏仁及珍珠薏仁，其實並非薏仁，這兩種是是麥科的植物種子，屬大麥科，是精製大麥，而非薏仁。

《食材典故》

相傳東漢名將馬援，一生傳奇，功業彪炳。皇帝劉秀將他封其為伏波將軍，負責征伐交趾一帶集體造反的蠻族，三年後平反，收復失地。龍心大悅，即封馬援為新息侯。在交趾地帶，天氣嚴熱，瘴氣四竄。馬援經常

服用薏苡仁以抵禦瘴氣、治療腳氣、手足無力和麻痛。班師回朝時，帶回一車薏苡仁，想在內地種植，可供藥用，以防病、治病。後來馬援繼續率兵去嶺南鎮亂，在征討路程，很多士兵染瘟疫而死。馬援終究難逃瘟神魔爪，一代功臣名將，在蠻荒處隕落，而馬援所載回的薏苡仁，被小人誣告為珍珠寶藏，此為歷史上有名的「薏苡之嫌」典故。

《食材效用》

● **補虛益氣，美白肌膚**

中醫認為薏仁性微寒味甘淡，具有利水滲濕，健脾除痹，清熱排膿等效果。《本草綱目》：「薏苡仁，陽明藥也，能健脾益胃。虛則補其母，故肺痿、肺癰用之。筋骨之病，以治陽明為本，故拘攣筋急、風痹者用之。土能勝水除濕，故泄瀉、水腫用之。」薏仁屬藥食兩用物，可以滋養、清熱、益胃，是補虛益氣的食品，又兼具美白功能，可幫助消除黑斑及美白肌膚。

● **可幫助水腫腹脹、消水腫**

薏仁改善水腫與筋骨酸痛的效果不輸茯苓，對於水腫型肥胖及脾虛濕盛型的水腫腹脹，腳氣浮腫等特別有幫助。大暑時節消水腫，也可以嘗試作薏仁水，既簡單又方便攜帶。

《食用禁忌》

● 孕婦、消化功能虛弱者不宜多食

還是要提醒孕婦體虛、有流產跡象、曾經流產或有子宮收縮現象者都不宜多喝薏仁水，汗少、頻尿、消化功能虛弱者也不宜多食。

《食療醫方》

● 薏仁水

材料：取台灣紅薏仁以及台灣糯薏仁各60克、3片甘草、冷水3百CC。

做法：先將薏仁泡水2小時，之後以鹽搓洗並汆燙準備後，加冷水3百CC及甘草共煮，煮滾後放入悶燒罐，便隨時可以喝到自製的美白消腫薏仁水。

西瓜

Citrullus lanatus

屏東縣、台南市、台東縣等地

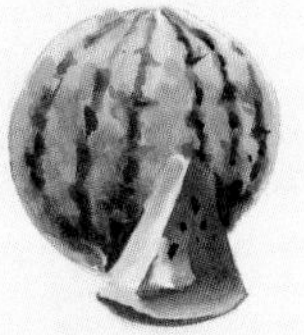

《食用科屬及產地》

西瓜是葫蘆科植物西瓜的果實，原產於非州沙漠，經絲綢之路傳至新疆西域，因此稱為西瓜，十六世紀中葉傳入日本，十六世紀末傳入英國，目前世界各熱帶地區均有栽種，台灣產地主要在屏東縣、台南市及台東縣。栽種西瓜最好是在高溫的砂質土壤，同時要給予大量水分，如此才能種出又大又甜的西瓜。

《食材效用》

●消暑解熱，利尿降壓

中醫認為，西瓜性寒味甘，具有消暑解熱、止渴消煩、利尿降壓作用。體質偏熱的人在大暑時節，可以多吃西瓜來增強體質。西瓜生食能解渴生津，解暑熱煩躁，有「天生白虎湯」之稱。白虎湯為漢傷寒論方，功能清熱生津，解渴除煩。中國民間諺語說：「夏日吃西瓜，藥物不用抓。」說明暑夏最適宜吃西瓜，不但可解暑熱、發汗多，還

《食材功效》

五味	甘
五性	寒
歸經	心、胃、膀胱

可以補充水分。

● **促進身體水分的代謝**

現代醫學研究發現，西瓜富含大量水分，除了不含脂肪和膽固醇外，幾乎含有人體所需要的各種營養成分，如葡萄糖、蘋果酸、果糖、蛋白質、番茄素及豐富的維生素C等物質，還能幫助利尿，可促進身體水分的代謝。

《食用禁忌》

● **吃太多，容易影響脾胃功能**

雖然西瓜是很好的消暑聖品，還是要提醒不能一次吃太多，否則容易影響脾胃消化功能，反而引起腹痛腹瀉等症狀，如果腎功能不佳的患者也不宜多吃。

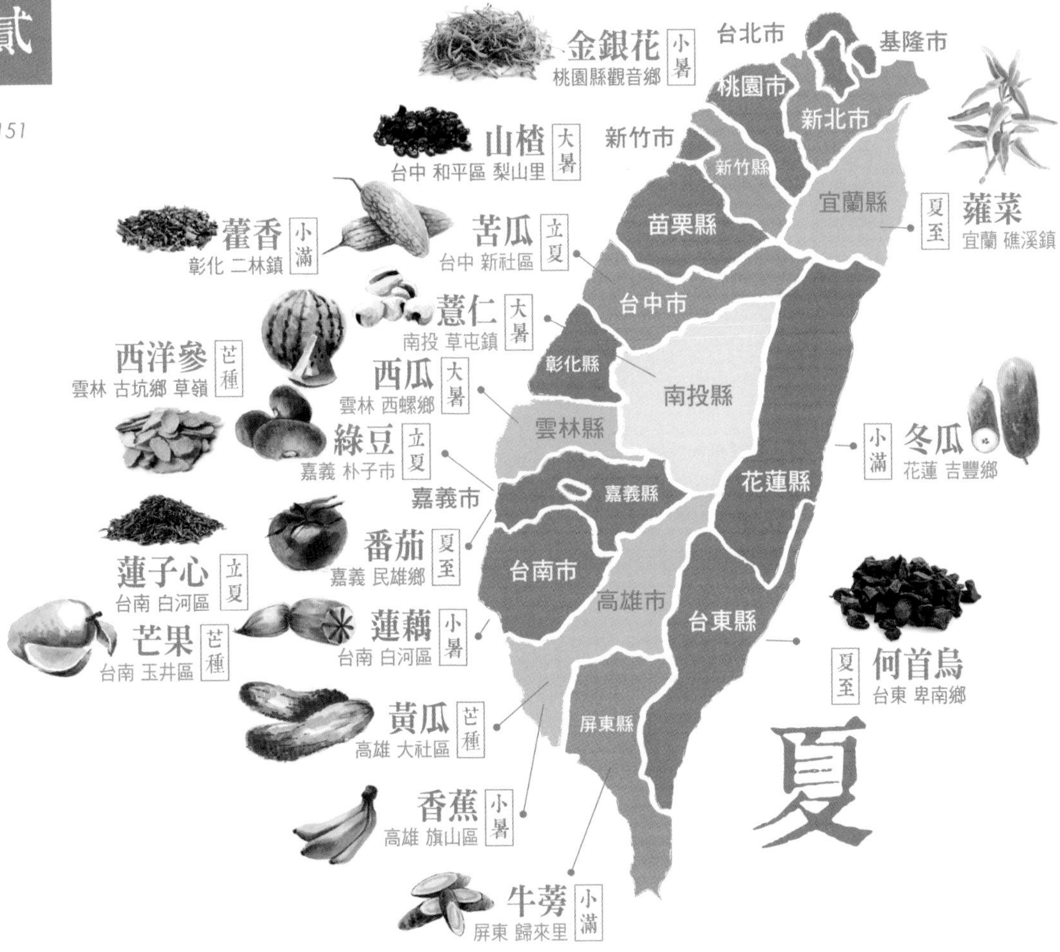

金銀花 小暑
桃園縣觀音鄉
山楂 大暑
台中 和平區 梨山里
藿香 小滿
彰化 二林鎮
苦瓜 立夏
台中 新社區
薏仁 大暑
南投 草屯鎮
西洋參 芒種
雲林 古坑鄉 草嶺
西瓜 大暑
雲林 西螺鄉
綠豆 立夏
嘉義 朴子市
蓮子心 立夏
台南 白河區
番茄 夏至
嘉義 民雄鄉
芒果 芒種
台南 玉井區
蓮藕 小暑
台南 白河區
黃瓜 芒種
高雄 大社區
香蕉 小暑
高雄 旗山區
牛蒡 小滿
屏東 歸來里
蕹菜 夏至
宜蘭 礁溪鎮
冬瓜 小滿
花蓮 吉豐鄉
何首烏 夏至
台東 卑南鄉
台北市
基隆市
桃園市
新北市
新竹市
新竹縣
宜蘭縣
苗栗縣
台中市
彰化縣
南投縣
雲林縣
花蓮縣
嘉義市
嘉義縣
台南市
高雄市
台東縣
屏東縣
夏

▲夏天食材環島地圖

立秋

AUTUMN BEGINS

8/7-8/9

陽曆

魚腥草

HOUTTUYNIA CORDATA

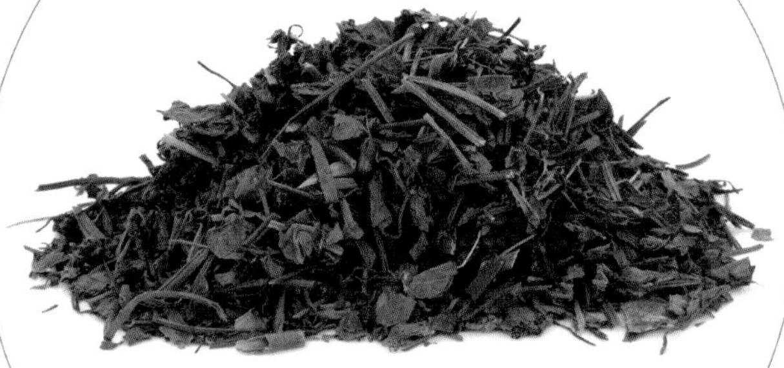

科／雙子葉植物三白草科

屬／蕺菜屬

別名／折耳根、蕺菜

屬性／性寒味辛，能擴張腎血管，增加腎血流量

暑氣漸消，漸漸感受到秋露寒氣

立秋，在每年8月7日至9日間開始，曆書記載：「斗指西南維為立秋，陰意出地始殺萬物，按秋訓示，穀熟也。」意思是說立秋時，風清月明，從這一天開始，氣溫由熱逐漸下降，暗示夏天即將過去，秋天即將來臨。中國古代將立秋分為三候：「一候涼風至；二候白露生；三候寒蟬鳴。」意思就是指立秋時節暑氣漸消，經過大暑的大雨，此時的風已是涼爽的秋風，同時在天地之間常常有白茫茫的霧氣，更增添秋露的寒意。在秋季，感受陰氣的秋蟬也開始鳴叫不已。據記載，宋時到了立秋這天，要將庭院裡的梧桐樹搬至殿內，等到「立秋」時辰一到，官員便高聲奏道：「秋來了。」而據說此時，梧桐樹會應聲落下一片梧桐葉，一葉知秋。

宜早臥早起，預防秋燥

雖然天氣漸漸涼爽，但是盛夏餘熱仍未消除，故此時俗稱「秋老虎」，天氣變化無窮，「秋」字由禾與火兩個字所組成，是禾穀成熟之意，而此時也是颱風旺季，及作物收成的季節，自然界的變化正是陰陽轉換、冷熱交替的時節，此時陽氣漸收、陰氣漸長，人體也對應出現陽消陰長的現象，因此立秋時節的養生之道，特別著重以收養為原則，在情緒上，切勿傷春悲秋，否則秋季特有的肅殺之氣，容易讓人悲傷憂思，應保持內心平靜、神志安寧、心情舒暢，以容平為原則。秋季的起居調養，以「早臥早起、與雞具興」為原則，早臥以順應陽氣之收斂，早起以舒展胸中的肺氣，飲食上更以滋陰潤肺為原則，多食柔潤之品以養胃生津，預防秋燥。

立秋

魚腥草

HOUTTUYNIA CORDATA

藥材特質

科屬及品種：魚腥草為雙子葉植物三白草科蕺菜屬，是一種略帶魚腥味的草本植物。

食用功效：中醫認為魚腥草性寒味辛，入肺經，搗汁、曬乾泡茶可以清熱解毒、利尿通淋、消癰排膿、解熱消炎。現代藥理研究發現魚腥草素對金黃色葡萄球菌，溶血性鏈球菌，肺炎雙球菌，白喉桿菌，結核桿菌，痢疾桿菌等具抑制作用；對流感病毒有抑制作用；魚腥草能擴張腎血管，增加腎血流量，因而具有利尿作用；新魚腥草素可抗癌，抗發炎，鎮痛，止血，還可促進血中白血球吞噬能力。

食用方法：魚腥草既是野菜，又是藥材，把它的

宜

是天然而又安全的抗生素，能夠清熱、消炎、抗病毒。

忌

可誘發過敏，過敏性體質的人需特別注意。

《典故》

相傳魚腥草為觀音菩薩所傳。唐三藏西天取經之時，觀音池中的金魚下凡成精，後被觀音菩薩顯現出魚籃之像收服。觀音因其在通天河吃了許多童男童女，造孽

莖葉搓碎以後會有很強烈的魚腥味，因而得名。它能清熱解毒、利尿，還能提高身體免疫力，立秋時將魚腥草熬湯喝，可以排出體內濕熱，也可以加上水梨和冰糖一起燉，既能清熱，又能滋陰，是預防秋天乾燥的良方，但魚腥草不能久煮，會破壞藥效，一般以十五分鐘為宜。

《魚腥草雞湯》

● 材料：雞腿肉4隻、曬乾及新鮮的魚腥草各2百公克、紅棗約15顆、黃耆20克及枸杞10克。準備調味料米酒、鹽。

● 做法：魚腥草洗淨，紅棗、黃耆、枸杞稍微沖洗一下（不要浸泡）。燒一鍋適量的水，先放入乾的魚腥草煮滾，再轉小火煮10分鐘，接著放入新鮮的魚腥草一起煮滾，約20分鐘後熄火，將魚腥

深重，心憐人間疾苦，故將功德池中的水草種子撒播人間，用來治病救人，普渡萬方，此為魚腥草由來，魚腥草嫩葉可食，煮成湯後，鮮嫩可口，腥臭自除。

草撈出並過濾掉殘渣。

將雞肉汆燙一下，撈出用冷水洗淨，再另起一鍋滾水，蓋上鍋蓋悶煮約20～30分鐘後；在過濾好的魚腥草湯汁裡，放入紅棗、黃耆、枸杞、米酒煮滾，轉小火再煮約15分鐘；等上述的中藥湯煮好後，再將雞肉湯放入中藥湯汁中，等湯再次滾起來後，加入鹽巴即可享用。

《魚腥草燉水梨》

- 材料：雪梨2個、魚腥草半斤、冰糖適量。
- 做法：魚腥草雪梨洗淨切好放入燉鍋，加入清水大火熬開，小火熬約10分鐘後就可以享用了。

《食材功效》

五味 甘
五性 溫
歸經 心、脾

龍眼

Euphoria longana Lam.

台南、南投、高雄、台中彰化及嘉義等地

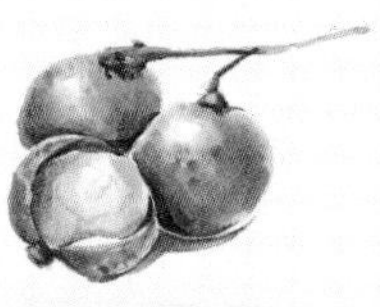

《食用科屬及產地》

龍眼又名桂圓，為無患子科植物龍眼的果實，原產於中國廣東、廣西、雲南，以及南越北部，十五世紀傳入四川、福建和台灣，十九世紀後引入美洲和非洲熱帶。台灣多生長於中、南部海拔6百公尺以下的山坡地及平地，以台南、南投、高雄、台中、彰化及嘉義等地最為集中。

《食材效用》

● 藥用型保健水果，有滋補功效

體質虛寒的人，在立秋時節可以多服用龍眼來強體質。處於夏秋季節交替的時節，人體免疫力難免有所下降。適當吃些易消化的湯品、粥類、茶飲，能有效增強機體免疫力。龍眼是一種典型的藥用保健水果，顯著的滋補功效，自古以來深受喜愛，連明朝醫家李時珍也對龍眼評價極高。

《名醫別錄》稱之為「益智」，言其功能養心益智故也。有滋補強體，補心安神、養血壯陽，益脾開胃，潤膚美容的功效。桂圓的糖分含量很高，且含有能被人體直接吸收的萄萄糖，體弱貧血，年老體衰，久病體虛，經常吃些桂圓很有補益。

● 補心養血、用於產後身體衰弱

中醫認為，龍眼性溫味甘，具有補心益脾、養血安神、定志、斂汗、止瀉、潤肺、止咳等功效，用於貧血、短氣、心悸、失眠、健忘、神經衰弱及病後、產後身體衰弱、脾虛泄瀉、產後水腫等情況非常適合。

《食用方式》

● 可普遍使用於料理中

龍眼樹每年4月開花，果實於7月開始成熟，果實甜美，可新鮮食用，也可烘焙做料理，或加工製成龍眼乾、龍眼果醬及龍眼酒等。龍眼花富含蜜汁，可做為龍眼蜜；龍眼乾的含糖量高，經常可以在料理中使用，取代一般的精製糖。

作為藥食兩用的龍眼，配搭其他食材自然也會有非常好的食療效果，龍眼乾果剝殼後，可與其他食品配伍製成羹、湯、粥等飲服，也可將龍眼乾果摻在雞肉、鴨肉、排骨中燉食。

《食用禁忌》

● 孕婦及上火體質不宜食用

由於龍眼的果核極似眼珠，故以「龍眼」名之，臨床上多用於體質虛弱、驚悸、失眠者，健忘、面色萎黃者，月經不調、月經一直來不停、淋不止的人食用，但如果是經常熬夜，陰虛火旺、有內熱、痰火者，或腹脹、咳嗽、口腔潰瘍者，或月經過多、尿道發炎、骨盆腔發炎有上火現象，及孕婦等，則不建議食用。

金針花

Hemerocallis fulva L.

花蓮縣玉里鎮及富里鄉
台東太麻里等地

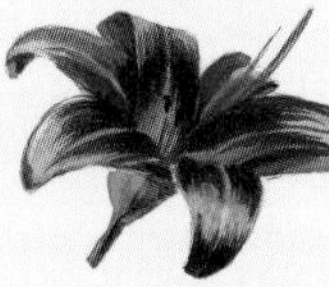

《食用科屬及產地》

金針花是黃花菜科金針的花苞，原產於中國、西伯利亞、日本、東南亞等地，台灣地區以花蓮縣玉里鎮的赤科山、富里鄉的六十石山及台東太麻里為主。金針的品種可分為高山金針及平地金針，高山金針大部分都被拿來做成乾燥金針，平地金針則是台灣市面上針鮮金針的主要來源。高山金針在8、9月間開花，射和栽培於海拔7百至1千公尺地區，而赤科山的高度正好，地理氣候均非常適合栽種金針。

● 南投埔里溫室栽種的「碧玉筍」

台灣的金針兼具實用及觀賞品種為主。在金針花苞成熟後立刻摘取，並經過乾燥烘乾的加工處理變成為乾燥金針，其保存期限較長，放在密封袋中置於陰涼處或冷藏都可以保存約一年的時間。而新鮮金針除了金針花，還有一種「碧玉筍」，是金針花的母株摘取老梗，經過遮光處理兩週後採收的嫩莖，目前大多為溫室栽種，以南投埔里等地生產品質較佳，外表像青蔥與韭黃，質地鮮甜清脆，烹煮過程也不太變色，清炒、涼拌、沙拉皆宜。

《食材典故》

金針又被稱為萱草，在華人社會是如同康乃馨般象徵母親的植物。由於古時遊子遠行前會種植萱草，希望母親能看著萱草減輕對孩子的思念，忘卻煩憂，因此也稱做忘憂草。成語「椿萱並茂」中，也是以香椿代表父親，萱草代表母親。古時遊子在遠行前，家人就會在堂前種植萱草，以此希望減輕母親對孩子的思念。唐朝孟郊《遊子吟》寫到：「萱草生堂階，遊子行天涯；慈母倚堂門，不見萱草花。」

《食材效用》

● 緩解肺部燥熱

中醫認為，金針性味甘涼，能緩解肺部燥熱，如果經常因為燥熱而流鼻血的話，也可以適度緩解症狀。

● 有補血、造血功能

金針還有補血、造血的功能，鐵質相當豐富，具有糖類、蛋白質、纖維質，維生素A、B、C，β－胡蘿蔔素的含量也很高，不論清炒、煮湯、入菜，都非常適合。日常生活中，經常將乾燥的金針打結再熬煮，相傳這麼做，能讓金針膨脹後更加飽滿，口感更有層次，也更美觀喔！

處暑

END OF HEAT

8/22-8/24

陽曆

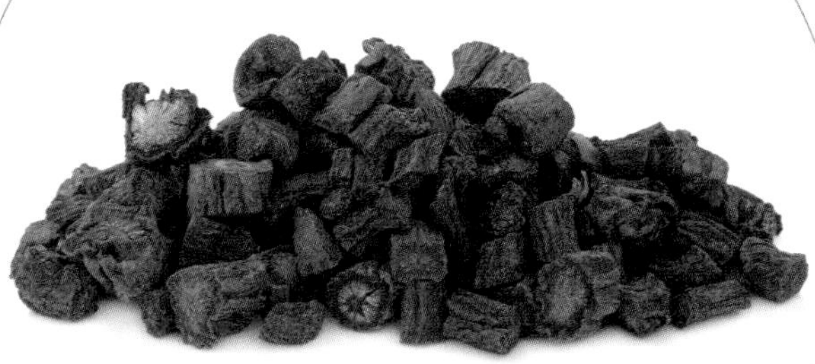

丹參

SALVIA MILTIORRHIZA BGE

科／唇形科

屬／鼠尾草屬

別名／山參、紫丹參

屬性／味苦性微寒，可活血調經，養血安神，涼血消癰

暑氣到此為止，早晚溫差大

處暑，在每年8月22日至24日之間開始，曆書記載：「斗指戊為處暑，暑將退，伏而潛處，故名處暑也。」「處」是「止」的意思，所以處暑其實是指「暑氣到此為止」的意思，也就是天氣即將進入秋天涼爽的季節，而台灣位於南方，仍可能出現如「秋老虎」般的炎熱天氣，但氣溫會逐漸下降，形成正午熱、早晚涼的天氣型態，也代表早晚溫差大，需適時添加衣物，晚上就寢前應以薄被蓋肚，以免感冒著涼。

萬物開始凋零，反映氣溫變化

古代將處暑分為三候：「一候鷹乃祭鳥；二候天地始肅；三候禾乃登。」意思是指此時老鷹的喙已堅硬，開始迅速捕獵其他小型鳥類，獵捕後先陳列出來再食，如同祭拜為牲犧牲的獵物；同時萬物開始凋零，天地佈滿肅殺之氣，尤其古時有「秋決」的規定，順應秋天肅殺之氣而處決犯人；「禾乃登」的「禾」指的是黍、稷、稻、粱等禾穀類農作物的總稱，「登」即成熟的意思，以前中原地區農作物為一年一作，此時正是作物收成的時節，古時還有把成熟的禾穀奉獻給天子的習俗呢。處暑是反映氣溫變化的一個節氣。

早睡早起，把握調整身體陽氣的節氣

「處」含有躲藏、終止意思，「處暑」表示炎熱暑天結束了，正處在由熱轉涼的交替時期，自然界的陽氣由疏散轉為收斂，人體內陰陽氣血的盛衰也隨之交替，此時起居作息要相應調整，應早睡早起，就寢時應關好門窗，以免受涼，而白天若室內氣溫不高，則可開窗維持空氣流通。對於平時怕冷，抵抗力弱、體溫不足、手腳常冰、臉色蒼白、貧血頭暈、喜喝熱飲的體質來說，應好好把握處暑這個陽氣即將衰退的時節，將大自然提供的陽氣歸為身體所用，如此先為寒冷的冬天打底，到時候就不怕容易生病感冒了。

處暑

丹參

SALVIA MILTIORRHIZA BGE

藥材特質

科屬及品種：丹參為唇形科鼠尾草屬多年生草本植物丹參的根及根莖。

原產地：中國大部分地區均有，主產於江蘇、安徽、河北、四川等地。春、秋二季採挖。

台灣產地：台灣地區使用量大的單味中藥，曾在花蓮地區推廣栽培，二〇〇九年的栽培面積達12公頃。

食用功效：洗淨，曬乾，生用或酒炙用，味苦性微寒，歸心肝經，可活血調經，養血安神，涼血消癰。

現代藥理研究發現，丹參的主要活性成分為脂溶性的醌、酮型結構和水溶性的酚酸類，丹參可以減少心室顫動和心動過速的發生，

宜

臨床上多用於血虛、婦女月經不調及胎前產後。

忌

孕婦不可服用。

增加主動脈的血流；能抗血小板凝集；保護肝臟，抗氧化，抗腫瘤，所以孕婦不可服用。

食用方式：在《婦人明理論》中有「丹參一味，功同四物」之說，而四物湯是著名的補血類方劑，是由《金匱要略》中的芎歸膠艾湯去阿膠、艾葉、甘草發展而來，是治療血家百病的基本方劑，被譽為調血要劑，四物湯是由當歸、熟地黃、白芍藥、川芎所組成，臨床上多用於血虛而又血行不暢的病症，尤其是婦女月經不調，閉經、經痛，胎前產後等，常用於病人手指和嘴唇蒼白、沒有血色的情況。而丹參與四物湯相比較，其活血功效相似，但補養力道不及四物湯，並不適用於血虛無瘀的病況。

芝麻

Sesamum indicum

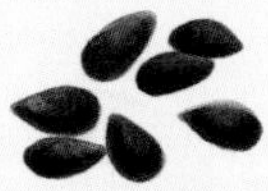

《食用科屬及產地》

芝麻又名為胡麻，性甘平，是胡麻科植物胡麻的種子，相傳漢朝張騫從西域帶回，取名為「胡」，故名為之。因其脂肪含量高，故又稱脂麻，後取其諧音轉變為「芝麻」。芝麻產期在每年夏末，有白、黑、黃三種。

《食材效用》

● 補中益氣，降低膽固醇

中醫典籍記載白芝麻脂肪含量多，能補中益氣、滋養五臟、強健筋骨、降低膽固醇等，多作為食物用途。

● 可作為烏髮、增加腸蠕動等藥用

黑芝麻則有烏髮、通便、解毒功效，較常作為藥用。小小芝麻營養豐富，從芝麻粹取出來的芝麻素，纖維含量多，嚼碎食用可增加腸蠕動，減少致癌因子，但腹瀉者要小心避免情形惡化。

● 可幫助產後婦女子宮收縮

芝麻的脂肪含量高，但亞麻油酸的含量占大部分，是人體的必需脂肪酸之一，也可幫助產後婦女子宮收縮、惡露排出。

● 黑、白芝麻對男女老少均有助益

中醫認為，黑芝麻能滋補、烏髮、通便、解毒，白芝麻則能補益氣、滋養五臟、強健筋骨、潤腸胃，行風氣，通血脈，祛頭風，潤皮膚。對男女老少均有助益。經常服食，能軟化血管、降低血壓、抗老防衰、延年益壽，對中老年人尤為適宜。

● 芝麻中含木酚素

現代藥理研究發現，芝麻中的木酚素能抗老，有改善關節疼痛之效果，可改善末梢神經麻木的症狀，進而改善視力及皮膚乾癢症狀。

● 芝麻可防止脂肪在體內沉積

芝麻裡的蛋黃素，有防止脂肪在體內沉積的作用；芝麻裡的膽鹼，能與體內脂肪酸結合，同樣能防止脂肪在體內沉著；芝麻裡的肌糖能分解人體肝臟上凝結的脂肪。

● 芝麻可改善血管硬化

芝麻裡的菸鹼酸有擴張血管、防治血管硬化的功能。除了保護心臟的作用，芝麻裡還有維他命E，能恢復肌肉疲勞。所以每天吃些芝麻，能讓我們在處暑時節獲得滋補，讓身體更健康、頭髮更烏黑亮麗，氣色也更紅潤唷！

《食用方式》

● 處暑時節可多吃黑芝麻，增強體質

體質偏熱的人在處暑時節，可以多吃黑芝麻粥來增強體質。粥食因種類不同，有的重在散風去熱、甘潤降火、消煩解燥；有的重在養胃健脾、益肺寧心、滋陰潤燥；有的重在潤肺養肝、益精生血、壯腎強筋，都不失為保健佳品。

《食療醫方》

● 芝麻粥

材料：取芝麻25克、1百克白米，蜂蜜1匙。

做法：先把黑芝麻洗淨曬乾，炒熟研細，每次取25克，加1百克白米共煮，煮熟後加蜂蜜1匙，熬至粥稠食用即可。

效用：黑芝麻具有潤腸通便、益五臟、壯筋骨的作用。此粥能滋養五臟，潤燥通便，適用於肝腎不足、虛風眩暈、風痹、癱瘓、大便秘結、病後體虛、鬚髮早白、婦女產後乳少等症。

《食材功效》

五味：甘辛
五性：平
歸經：胃、大腸

芋頭

Colocasta esculenta (L.)Schott

屏東、雲林、台南、南投和台東等地

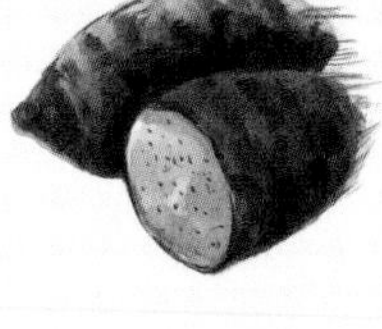

《食用科屬及產地》

芋頭為天南星科植物的塊莖，原產於印度、中國，是熱帶亞洲重要的塊莖類食物之一。目前世界栽培的芋頭品種超過數千種，在台灣主要栽培的品種達七十餘種，其中又以檳榔心芋最著名，主要產地在屏東、雲林、台南、南投和台東等地。台灣種植的芋頭品種主要為檳榔心芋頭和麵芋。麵芋呈現褐色、表面有毛，肉質帶粉質和黏性，煮熟後口味似麵，因為香氣較差，常常被加工製成芋泥或芋冰等。而大甲芋頭是屬於檳榔心芋頭，又分為水芋和旱芋，水田種植的通常會比較長，而旱田栽培通常比較圓。

《食材效用》

● **保護牙齒、防止蛀牙**

「芋頭」是指芋的球莖，呈褐色，長有纖毛的食用部分。芋頭理有個特殊的成分「氟」，氟具有清潔、保護牙齒、防止蛀牙的功效，所以多吃芋頭還可以預防蛀牙喔。

● **增進食慾，幫助消化，主治脾胃虛弱**

芋頭的黏皂液和微量礦物質也很豐富，可以幫助人體補充微量元素，同時能增進食慾、幫助消化，所以不但可以預防蛀牙，還可以補中益氣呢！中醫認為芋頭性平味甘辛，歸胃和大腸經，主治脾胃虛弱、食慾不振、有氣無力、消渴。芋頭主要含糖，熱量低，適合減肥時食用。

《食用方式》

●不可生食，腸胃不良、糖尿病患者宜少吃

生芋頭帶有毒性，會刺激咽喉，一般情況下不可生食。芋頭內的澱粉特別容易吸收，容易消化不良、腸胃疼痛及腸胃濕熱者不建議吃，糖尿病患者要少食。

●適合高血壓患者食用，預防便秘

芋頭富含大量的蛋白質、鉀和食物纖維，適合高血壓患者食用，質地細軟，利於胃腸的消化吸收，所含的纖維素還可以預防便秘。

●適當的保存方式

芋頭在採挖後一般可儲存四至五個月，但如果買回來的芋頭曾經沖洗過，應盡快食用。最好的保存方法是將它去皮、切塊，用油炸熟，然後冷藏，下次用來料理比較方便。若做甜食，可將芋頭切片蒸熟再冷藏，烹調時直接用果汁機打碎成泥再加熱即可。

白露

WHITE DEWS

9/7-9/9

陽曆

玄參

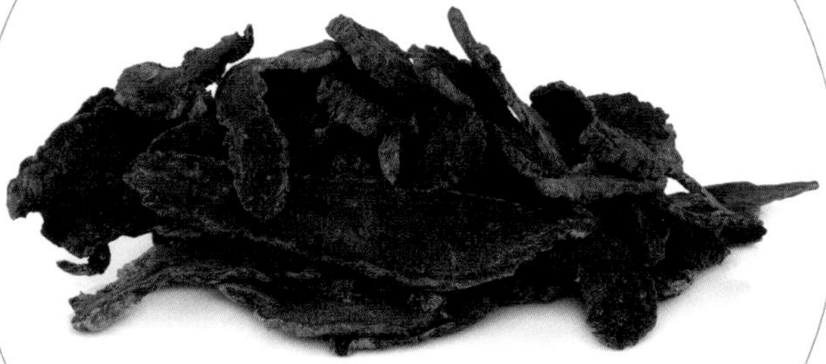

SCROPHULARIA NINGPOENSIS HEMSL

科／玄參科

屬／多年生草本植物玄參的根

別名／元參

屬性／味苦甘鹹，性寒，用於清熱涼血，滋陰解毒

由炎夏進入秋涼，容易過敏的人要當心

白露，在每年9月7日至9日開始，曆書記載：「斗指癸為白露，陰氣漸重，凌而為露，故名白露。」意思是說，白露時氣溫漸涼，露水一天比一天多，此時正是天氣由炎夏進入秋涼的季節，早晚溫差大，夜間水氣附著在不易散熱的地面，凝集在花草樹木成為白色露珠，而秋季在五行中屬金，五色為白色，五臟屬肺，此時秋高氣爽，對於有支氣管哮喘病史，平時容易受花粉、塵蟎等過敏的人要當心，因為中醫認為肺是人體直接與外界接觸的臟腑，若肺氣虛，其宣降功能失調時，對於外來刺激的耐受性會下降，容易導致鼻子或氣管過敏。

空氣中帶有微微燥意，是養肺和滋腎季節

古代將白露分為三候：「一候鴻雁來；二候元鳥歸；三候群鳥養羞。」意思是說，此時節正是秋天的鴻雁，由北方飛往南方避寒冬的時節，燕子春去秋，於秋天自南方飛回北方，群鳥開始貯存糧食以備過冬，可見白露實際上是天氣轉涼的象徵。白露時節到，大自然中的濕邪會逐漸退去，空氣中的暑氣帶著微微燥意，此時也是養肺和滋腎的季節，中醫認為肺、腎為津液生成與運化之主，以五行而言肺屬金、腎屬水，而肺金又為腎水之

母，此時陽氣潛藏，最利肺氣肅降，所以平時容易乾咳、口乾、上火，偏熱體質的人，此時應以潤燥養肺為主，建議多補充水分，多吃宣肺化痰、滋陰益氣的食材，如百合、杏仁、川貝等，同時白露時節以陽弱陰強為主，體質虛寒的人要好好固守身體的陽氣，別讓陰氣滋長太過。

白露

玄參

SCROPHULARIA NINGPOENSIS HEMSL

藥材特質

科屬及品種：玄參為玄參科多年生草本植物玄參的根。

原產地：產於中國長江流域及陝西、福建等省，野生、家種均有，採挖後反覆堆曬到內部色黑，曬乾、切片，生用。

典故：《本草綱目》言其「滋陰降火，解斑毒，利咽喉，通小便血滯」。玄參又名元參，清代因避諱康熙皇帝之名玄燁，故改「玄」為「元」，元參之名由此而來，延用至今。玄參並不具有人參的功效，因此只是空具「參」名，實際上與參的作用並不同。

食用功效：味苦甘鹹，性寒，入肺、胃、腎經，用於清熱涼血，滋陰解毒。《本草綱目》言其

宜

如果有咽痛、口乾等上火的症狀，可以吃一點玄參。

忌

脾胃虛弱，容易消化不良，經常軟便，或脾胃有濕者禁服。

「滋陰降火，解斑毒，利咽喉，通小便血滯」。玄參，可去炎症，下熱，除口乾舌燥，止口渴，有強心作用，可以用來治咽頭炎、扁桃腺炎、口內炎、結膜炎等。另外有使血管擴張，降血壓、降血糖的作用。《藥品化義》謂：「戴人謂腎本寒，虛則熱。如縱欲耗精，真陰虧損，致虛火上炎，以玄參滋陰抑火。凡頭疼、熱毒、耳鳴、咽痛、喉風、傷寒陽毒、心下懊憹，皆無根浮游之火為患，此有清上澈下之功。」食療上推薦玄參燉豬肉。

《玄參燉豬肉》

- 材料：玄參片5片、豬肉塊半斤、紗布，薑、蔥、米酒備用。
- 做法：取玄參片洗淨用紗布包好，與豬肉塊同煮1小時，取出豬肉塊切片備用，將油鍋入薑、蔥炒，再放入豬肉片，加酒少許即可。

南瓜

Cucurbita moschata Duchesne ex Poir

屏東、嘉義、雲林等地為主

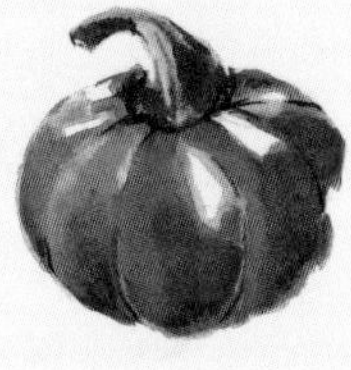

《食用科屬及產地》

南瓜為葫蘆科植物的果實。原產於熱帶亞洲、印度、中國、中南美洲，台灣各地均有栽種，以屏東、嘉義、雲林為主，品種包括木瓜形南瓜、在來大金瓜、麵瓜、日本種南瓜、美國種南瓜、黑子南瓜等，在料理上最常使用的是「中國南瓜」，橢圓形的身型，帶著墨綠色外皮。而萬聖節的南瓜燈則通常是用「西洋南瓜」，形狀較扁、較方，全身都是搶眼的橘色。

《食材效用》

● 減肥好食材，可增加飽足感

南瓜富含維生素A、B1、B2、C、蛋白質、菸鹼酸、鈣、磷、鐵、纖維、胡蘿蔔素、瓜氨酸等，可食、可飯、可菜、可藥，不僅是高纖低卡的減肥好食材，增加飽足感。南瓜又名「金瓜」，除了因為瓜果外表色澤澄黃如金，同時也耐久儲存，加上瓜肉厚實，食後有飽足感，在物質匱乏的時代，是最佳的儲糧。

五味 甘

五性 溫

歸經 脾、胃

能抗癌、抗老化，預防白內障等眼睛病變

更有豐富的維生素，能抗癌，降低糖尿病、豐富的β－胡蘿蔔素可抗氧化、抗老化，還可防癌，富含葉黃素和玉米黃素預防白內障、並減緩黃斑病變。

能消炎止痛、解毒殺蟲

中醫認為，南瓜南瓜性溫味甘，入脾、胃經，具有補中益氣、消炎止痛、解毒殺蟲的功能，可用於氣虛乏力、肋間神經痛、支氣管哮喘、糖尿病等症狀。

幫助免疫調節

現代藥理研究發現，南瓜有豐富的維生素A，能夠抵抗病毒入侵；有維生素C，能幫助免疫調節。

南瓜可預防攝護腺肥大，南瓜籽可增加精子數量

β－胡蘿蔔素有助於保護陽光對肌膚的傷害；豐富的植物固醇、木質酚、鋅等營養素，可舒緩攝護腺肥大，預防攝護腺癌。另外中醫學認為，南瓜籽性平味甘，具有殺蟲作用，歷來被用作殺蟲劑。南瓜籽中含有氨基酸色氨酸，能夠幫助血清素的分泌，讓人產生快樂的感覺，同時吃南瓜籽可增加精子數量。

●女性肌膚的美麗聖品

相傳慈禧太后經常吃南瓜，據說是宮中女性的美容聖品，對腸胃與皮膚都很有幫助。原來南瓜具有豐富的膳食纖維，能促進腸胃蠕動，有助於預防便秘呢！

《食用方式》

●放在陰涼處儲存，最好連皮帶籽一起吃

現代藥理研究發現，南瓜籽殼內的膜上含有鋅，所以食用南瓜時最好連皮帶籽一起吃。南瓜的外皮又乾燥又堅實，加上帶有瓜粉，買回家並不需要放置於冰箱，直接放在陰涼處，料理前再清洗南瓜即可。

五味 甘
五性 微寒
歸經 肺、心

百合

Euphoria longana Lam.
台中市后里區

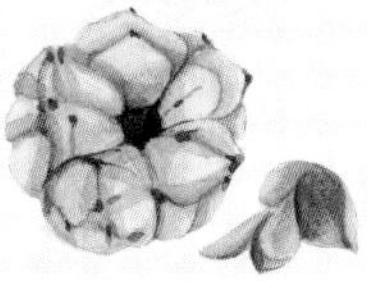

《食用科屬及產地》

百合是百合科百合屬鱗莖植物總稱，為多年生草本植物的球狀鱗莖，原產於喜馬拉雅山、北半球亞熱帶、溫帶地區，中國主產於湖南、浙江等地，台灣原生種有四種：即台灣百合（高砂百合）、鐵砲百合（麝香百合）、艷紅百合（鹿子百合或稱美麗百合、鬼百合）、細葉捲丹（野小百合）；目前台灣常見的姬百合、葵百合、香水百合，多屬雜交種，而台灣原生百合花，幾乎消失蹤跡，正積極復育中。

●台灣魯凱族的族花

合花種類繁多，外表高雅純潔，自古認為百合花有「百年好合」、「白頭偕老」之意，所以會在婚禮用百合花來做新娘的捧花或頭飾等。百合花是台灣原住民魯凱族的族花，象徵智慧、榮譽、高貴，甚至身分、地位，更象徵族人所追求的純淨與美善。女子佩戴百合花飾為貞潔的象徵；男子佩戴百合花飾為英勇的象徵，必須有獵過五隻以上山豬的英勇獵績，才有資格戴上百合花。

《食材效用》

● 養陰潤肺、清心安神

體質偏熱的人在白露時節，可以多吃百合來增強體質。百合的莖為鱗莖，由一瓣一瓣緊密相扣，層層疊疊往中心包裹，因其地下莖塊由數十瓣鱗片抱合而成，故以「百片合成」而得名。《神農本草經》：其性味甘寒，養陰潤肺，清心安神，用於陰虛久咳，痰中帶血，虛煩驚悸，失眠多夢，精神恍惚等症。百合不但有良好的藥用價值，還是較好的營養保健食品。

● 針對夏日燥熱引起的病症，有治療作用

研究指出，百合含有多種生物鹼和蛋白質、脂肪、澱粉、鈣、磷、鐵及多種維生素等營養物質，具有潤肺、止咳、平喘和清熱、養心、安神等功效。因此，百合對於夏日燥熱引起的心煩失眠、咽乾喉痛、鼻出血、嘴角發炎以及心煩口渴等症狀均具有良好的治療作用。

秋分

AUTUMN EQUINOX

9/22-9/24

陽曆

陳皮

CITRUS RETICULATA

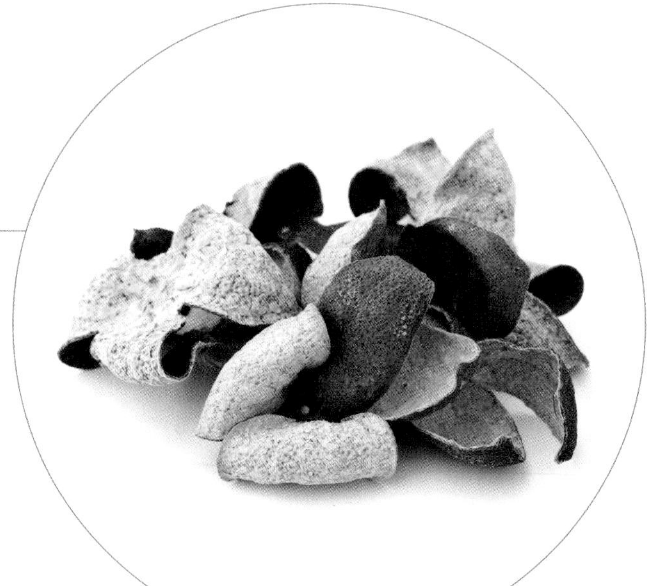

科／芸香科

屬／植物橘

別名／橘皮、貴老、紅皮

屬性／性溫味辛微苦，具理氣降逆、調中開胃、燥濕化痰之功

利用陰陽平衡的時節，調整身體

秋分，在每年的9月22日至24日開始，曆書記載：「斗指己為秋分，南北兩半球晝夜均分，又適當秋之半，故名秋分也。」意思是說，秋分正好是夏季的結束和秋季的開始，嚴格來說，北半球的秋天是從秋分開始的。對氣血虧虛的人而言，秋分算是一個重要的節氣，因為此時正是採陽補陰的好時刻，所謂「天人相應」，中醫認為人屬於大自然的一部分，體內的陰陽氣血也會隨著氣候變化影響，而此時節的陰陽正好處於平衡，無論是偏陽盛或偏陰虛體質的人，都很適合趁此大地處於陰陽和諧平衡的時候，好好的去調整身體呢。

秋高氣爽，降雨量變少

古代將秋分分為三候：「一候雷始收聲；二候蟄蟲坯戶；三候水始涸。」古人認為打雷是陽氣旺盛而發聲，秋分後陰氣開始旺盛，陽氣開始收斂，所以不再打雷了。第二候中的「坯」字是細土的意思，意思是說因為天氣變冷，原本在春夏時出來活動的小蟲，又紛紛回到原本潛藏的洞穴中，並且用細土將洞口封住，以防寒氣侵入。第三候的「水始涸」是說此時降雨量開始減少，由於秋高氣爽，水氣蒸發快，所以湖泊與河流中的水量變少，一些沼澤及水窪開始乾涸，晚上也不再有烏雲掩月，自古即有中秋賞月的習俗。

天氣轉涼，注意秋燥症

從秋分開始，天氣慢慢轉涼，晝夜溫差較大，氣候變化也無規律，是各種疾病的好發季節。同時因為天氣乾燥，易出現咽乾、舌乾、少津或乾咳、少痰、皮膚乾裂等現象，也就是中醫學所說的「秋燥症」，需注意的是，同樣是秋燥症，有溫涼燥之分，一般而言，從秋分開始，人們的秋燥症狀多屬於涼燥。秋分之前因尚有暑熱餘氣，多見溫燥；而秋分後，陣陣秋風，加上氣溫多變，多出現涼燥，通常會有頭痛身熱，鼻塞流涕，唇燥咽乾，乾咳連連等症狀。

秋分

陳皮

CITRUS RETICULATA

藥材特質

科屬及品種：陳皮為芸香科植物橘及其栽培變種的乾燥成熟果皮。

原產地：廣州新會大紅柑的乾果皮，因品質獨特，早在明清以前就已名聞遐邇，被列為貢品，藥材分為陳皮和廣陳皮，陳皮常剝成數瓣，基部相連，有的呈不規則片狀；廣陳皮常三瓣相連，形狀整齊，濃度均勻，對光照視透明清晰，質地柔軟。一般都是摘採成熟的果實，剝取果皮，曬乾或低溫乾燥製成。

食用功效：體質虛寒的人在秋分時節，可以多吃陳皮來增強體質。陳皮性味辛苦溫，入脾肺經，有行氣健脾、降逆止嘔、調中開胃、燥濕化痰之功。陳皮又名橘皮，是理氣、健

宜

體質虛寒的人，此時可多吃陳皮，來增強體質。

忌

食用過度容易損傷脾胃。

《典故》

相傳莫強中做江西半城縣令時，突然得了消化系統的疾病，每次一吃完東西就立即感到胸悶，十分難受，用了百餘帖藥仍無效。偶得一同族偏方，稱為「橘紅湯」，

胃、化痰的常用中藥。中醫認為，長期生活在潮濕環境中的人，容易感受環境中「濕邪」而造成脾胃運化功能的損傷，加上各類肉食葷腥都屬於肥甘厚膩之品，食用過度也容易損傷脾胃。

食用方式：脾胃虛寒的人，平時可以用陳皮泡水代茶飲，具有止咳化痰、健脾和胃，治療脾胃虛寒的作用。

《陳皮黑豆茶》

- 材料：陳皮5片、黑豆20克。
- 做法：所有材料加2百CC冷開水煮滾後，悶20分鐘，即可飲用。
- 功效：健脾補氣，改善中氣不足、腸胃消化不良。

早晚飲服數帖後，腸胃漸漸恢復。一日莫強中正坐批閱文件時，頓覺有一物墜入腹中，小吏扶其休養須臾，腹疼便急，解數塊硬如鐵彈丸的東西，腥臭難聞。從此，莫強中胸部漸漸寬舒，原來他解下的是脾胃冷積之物，如此才知普通的橘皮竟有如此神奇的功效。

螃蟹

Brachyura

澎湖西嶼、宜蘭頭城鎮

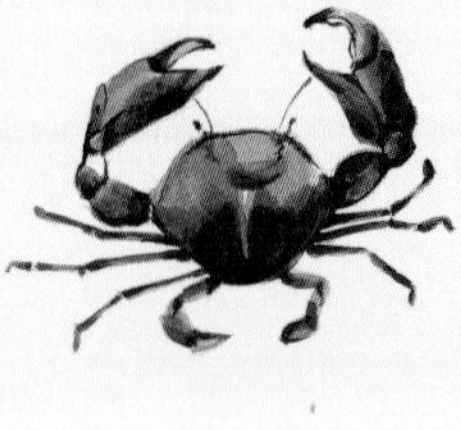

《食用科屬及產地》

螃蟹是甲殼綱十腳目短尾下目節肢動物的總稱，分佈於全世界各海域水域，全世界的螃蟹種類超過五千種，其中十之八九為海洋產種類，以熱帶及亞熱帶的印度至西太平洋佔大部分。

根據相關研究文獻統計，台灣已發現的螃蟹至少有五百多種，其中絕大多數是海洋性種類，這些以橫行為主的螃蟹，因披著一身盔甲，所以又被稱為「鐵甲將軍」或「鐵甲武士」。台灣有兩座以收藏螃蟹為主題的博物館，其一為澎湖西嶼「竹灣螃蟹館」，館長陳宏圖先生收藏數百種類的蝦蟹，數千隻標本，館內收藏的螃蟹大多數來自澎湖海域，有許許多多千奇百怪的蝦蟹；而另一座位於台灣宜蘭縣頭城鎮的「北關螃蟹博物館」，由館長李冠興先生於一九九九年成立，為四層樓建築，分為活體生態區與標本特展區，以收藏與介紹各地螃蟹為主。

台灣的東北角海域，為黑潮與太平洋沿岸流交會之處，海洋資源豐富，而台灣超過八成的海蟹都是來自台灣新北市萬里區。萬里主要有三種蟹：花蟹、三點蟹及石蟳，花蟹肉量多，肉質柔嫩，肉汁清甜鮮美；三點蟹，肉質細嫩堅實，大海鮮味濃郁；石蟳，蟹如其名，殼像石頭般堅硬，肉質絲絲分明，厚實有彈性，蟹味最濃。台灣政府倡導「海洋永續」觀念，每種螃蟹有規定不能捕捉的尺寸，讓小螃蟹有長大的機會，而且不是越大隻的蟹就是品質最好，中型的蟹往往肉質更飽滿扎實。

《食用方式》

● 秋分品嚐螃蟹，需去除膽固醇含量高的蟹膏、蟹黃

中醫認為，蟹味鹹性寒，可補益精氣、清熱養陰、強筋壯骨、順應「春夏養陽、秋冬養陰」的原則，秋分的確是適合吃螃蟹的季節！雖然螃蟹的營養價值高，但是過度食用也不宜，螃蟹肉的熱量雖低，但蟹膏和蟹黃卻含有大量的膽固醇，建議有腎臟疾病、痛風、高血脂問題的人，品嚐秋蟹時，最好能把普林、膽固醇含量較高的蟹膏、蟹黃、心、胃、腸等部位去除後再食用，以免造成身體負擔。

● 不宜與寒涼食材柿子、瓜果、梨子及柚子共食

就中醫角度而言，柿子、螃蟹皆為寒涼之品，同時進食易加重脾胃虛寒，導致不適，因此性質寒涼的瓜果類、梨子及柚子，均不適合與螃

蟹共食。

● 不宜與溫性食材花生、石榴、泥鰍與羊肉共食

對於溫性的食材，也有禁忌，例如花生性油膩，泥鰍與羊肉都具有溫補效果，以及石榴富含鞣酸，這些食物也不宜與螃蟹同食，以免出現腹瀉與傷胃情況。

● 烹調時加入薑、蔥、蒜、醋等調味品，去除螃蟹寒性

建議吃螃蟹時，最好以薑、蔥、蒜、醋等調味品烹調，一方面可去除螃蟹的寒性，一方面也可以去腥、驅寒祛濕，又能增進食欲，還能達到殺菌的作用。

● 烹調時加入紫蘇，去除螃蟹毒性

建議吃螃蟹同時，也可以搭配中藥材例如紫蘇，辛溫散寒，行氣寬中，可解魚蟹毒；在螃蟹下面墊一些紫蘇葉或是與薑、蒜一同蒸煮，皆可中和螃蟹的寒性。吃完螃蟹後喝杯紅糖薑湯，也可以達到中和寒毒的效果。

五味 辛甘

五性 涼

歸經 肺、脾

蘿蔔

Raphanus sativus L.

台灣各地

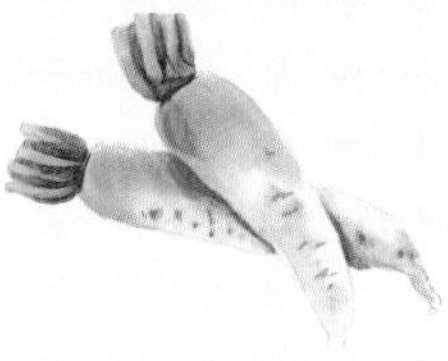

《食用科屬及產地》

蘿蔔為十字花科植物的儲藏根，又名「菜頭」，原產於歐洲、東亞及中國大陸，早在古埃及、古希臘與古羅馬時代已有栽種，中國各地均有栽培，台灣各地普遍栽培。蘿蔔依顏色可分為白蘿蔔、青蘿蔔與紅蘿蔔三種，以白蘿蔔最為普遍。新鮮的白蘿蔔以潔白無暇、表皮細嫩光滑，色澤清新，水分飽滿結實，鬚根較少、具重量感為佳；青蘿蔔味甘性涼，有清熱和健胃化痰的功效，由於根部呈青綠色，所以被稱為青蘿蔔；紅蘿蔔又稱胡蘿蔔，原產於亞洲近阿富汗，十世紀由伊朗傳入歐洲，並在地中海一帶廣泛種植，元朝中期時由西域傳入中國，因其外形與蘿蔔相似，且來自「胡地」，故稱胡蘿蔔。

《食材效用》

● 胡蘿蔔多種保健功效，有小人參之稱

胡蘿蔔性平味甘辛，根部性微溫，具健脾和中、滋肝明目、化痰止咳、清熱解毒的功效，含有豐富的鉀、鈣、鎂、鐵、磷等礦物質，以及可轉化成維生素A的胡蘿蔔素，有助預防夜盲症；葉黃素和玉米素則可預防視網膜病變；胡蘿蔔在中醫學上有許多保健功效，故有「小人參」之稱。

● 煮熟後的白蘿蔔除痰潤肺，解毒生津

白蘿蔔富含碳水化合物、維生素C及磷、鐵、硫等無機鹽類，一般人以為白蘿蔔性冷，不宜多吃，其實白蘿蔔生吃性冷，煮熟後的白蘿蔔味道香甜，可助食物消化吸收，中醫認為，白蘿蔔性溫微辣，可下氣消食，除痰潤肺，解毒生津，和中止咳，利大小便。所以，秋分後的白蘿蔔是緩解深秋「涼燥」的當令蔬果。

● 白蘿蔔食療價值極高，還可消除脹氣

俗語說「冬吃蘿蔔夏吃薑，不用醫生開藥方」，是指蘿蔔和薑有極高的食療價值，現代藥理學研究發現，白蘿蔔熱量低，含有大量的維他命C、B1、B2，纖維素和微量的鈣、磷、鐵等元素，還含有雙鏈核糖核酸，能誘導人體產生干擾素，增強人體免疫力；白蘿蔔含有辛辣味的芥子油，可以分解肉類脂肪，同時也可促進腸胃蠕動；所含的纖維素可促進排便；白蘿蔔還可以幫助消除脹氣呢。

寒露

COLD DEWS

10/7-10/9

陽曆

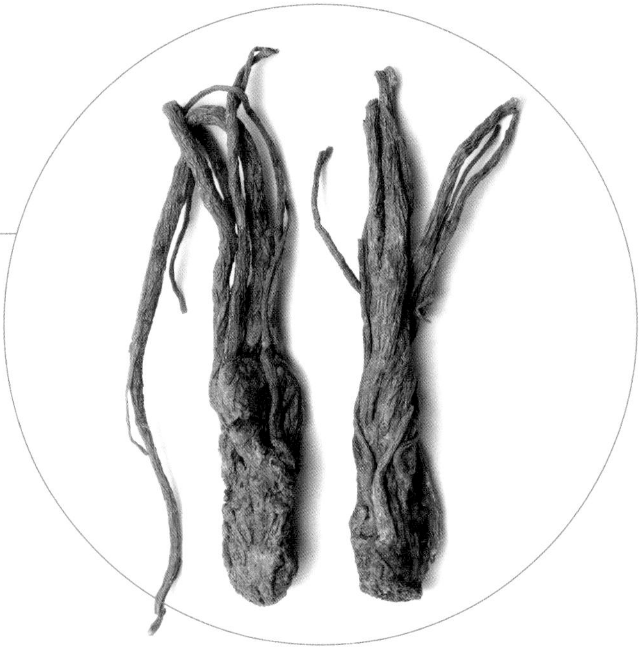

當歸

RADIX ANGELICA SINENSIS

科／繖形科

屬／多年生草本植物

別名／秦歸、雲歸、岷當歸

屬性／味甘辛性溫，補血'活血、調經、止痛、潤腸

食慾旺盛，容易引起腸胃不適

寒露，在每年的10月7日到9日間開始。曆書記載：「斗指寒甲為寒露，斯時露寒而冷，將欲凝結，故名寒露。」意思是說，隨著寒露的到來，氣候由熱轉寒，萬物隨寒氣逐漸蕭落，人體的生理功能也逐漸衰退，天冷對於腸胃的影響最大，一般受到冷刺激後，腸胃易發生痙攣性收縮，胃酸分泌增加；另一方面，由於天氣轉涼，人們的食慾旺盛，食量增大，也同時導致腸胃的負擔加重，容易引起不適。

氣溫不斷下降，當心腦血管疾病發生

中醫理論認為，飲食入胃，經過消化吸收轉換後的營養物質，稱為「營」，而「營氣」就是與血液共行於脈中的精氣，富含營養；而「衛」與營類似而行於脈外。在正常的情況下，衛氣充斥於皮膚腠理之中，控制及調節腠理的開闔，隨著冷熱、陰陽的變換，肌膚腠理也會隨之開闔調適，此時患有風濕病、關節炎病的人常受天氣變化之影響，而有胃病者，也容易在這個時節發作。對於中老年人來說，寒露時節隨著氣溫的不斷下降，有很多心腦血管疾病發生，由於冷的刺激可使人體交感神經興奮、腎上腺皮質分泌增多，進而使小動脈痙攣收縮，血壓升高，而且冷還會使血液黏稠度增高，導致血栓形成。因此寒露時節為多事之秋，須保持情緒穩定，早睡早起，預防寒邪入侵。

菊花已盛開，賞秋菊品秋蟹

古代將寒露分為三候：「一候鴻雁來賓；二候雀入大水為蛤；三候菊有黃華。」意思是說，此節氣鴻雁排成一字或人字形的隊列，大舉南遷，深秋天寒，水邊的雁鳥也不見蹤跡；相傳雀鳥在深秋時會潛入海中，變成條紋及色澤均很類似的蛤蠣以避冬，古人看到海邊突然出現很多蛤蜊，而且顏色與雀鳥很相似，便以為是雀鳥變的，其實以現今的知識，知道其實是候鳥南遷，與貝類完全無關；第三候的「菊始黃華」是指在此時節，黃色的菊花已盛開，文人墨客於此時品嘗秋蟹、觀賞秋菊，好不詩情畫意。

寒露

當歸

RADIX ANGELICA SINENSIS

藥材特質

科屬及品種：當歸是繖形科科多年生草本植物當歸的乾燥根，秋末採挖，除去鬚根及泥沙，待水分蒸發後，捆成小把，用煙火慢慢熏乾。

台灣產地：坐落於花東縱谷的玉里、富里、卓溪、瑞穗、光復等鄉鎮，遠在日治時期，即已有種植當歸等中草藥之紀錄，台灣花蓮區農業改良場針對花蓮地區種植之當歸作物，進行指標性成分阿魏酸、篙本內酯含量分析，發現根部有效成分含量極高，當歸之地上部及根部，均有極佳的抗氧化能力。在微量元素鐵、鉀、鈣、鎂、錳、銅等之分析結果亦佳，花蓮地區可說是「台灣當歸的故鄉」。

食用功效：新鮮的當歸從葉子、根部到鬚根，都

宜

適合於血虛弱、關節痺痛的人。

忌

燥熱體質的病患就不能多吃當歸，乳腺發炎患者不宜食用。

《典故》

相傳很久以前，有對十分恩愛的夫妻，過著快樂幸福的日子，但妻子不幸罹患重病，多年來各處求醫均無效，丈夫發誓要治好妻子的病，便親自到人跡罕至的深

可作為養生藥膳食材，整株都有用途，傳統當歸分歸頭、歸身和歸尾三部分。各部分所含化學成分不同，故藥效也不一樣，歸頭能止血，歸身能養血，歸尾能行血。而以全當歸入藥，可大補氣血。

目前，市面上作為藥材使用的當歸種類，有中國當歸、大和當歸、韓國當歸等，其主要成分為阿魏酸，屬酚類化合物，具有抗氧化、抗菌、抗發炎、抗癌、抗血栓等功能，同時也是現代人保養身體，及女性保養皮膚常使用的藥材，當歸的去斑、美白功效也受到科學研究證實。

當歸的採收通常需要三年，根可入藥，成分主要有維生素B12、維生素A、不飽和油酸、亞酸油等，當歸主要用於補血活血，女性用來調經止痛，對於腸胃不好的人，可以潤腸通便，當歸揮發油能使子宮收縮加強，

山裡採藥，臨行對妻子說，若經過三年未返，一定是死於他鄉，你便可以改嫁他人。

時光飛逝，三年匆匆流逝，丈夫果未回家，妻子因生活所迫，只得改嫁他人。但世事難料，改嫁不久，前夫竟採得藥草歸來，妻子深覺愧對前夫，便服下前夫送來的草藥，意欲自盡謝罪，結果反而將病治好。後人就該草藥取名為「當歸」。

李時珍在《本草綱目》中，寫道：「當歸本非芹類，特以花葉似芹故得芹名，古人娶妻為嗣續也，當歸調血為女人要藥，有思夫之意，故有當歸之名」。

增加冠脈血流量，降低冠狀動脈阻力，及心肌耗氧量；當歸中的阿魏酸鈉有明顯抗血栓作用。

食用方式：常見的當歸酒用於活血通經、跌打損傷，新鮮當歸還有很多吃法，例如當歸葉子可用來炒蛋、燉豬腳，鬚根還可以熬湯、泡茶。但當歸本身富有雌激素活性成分，若有乳腺發炎的患者不建議服用。

《食材功效》

五味　辛甘

五性　涼

歸經　肺、脾

咖喱

kari dal

雲林縣斗六市

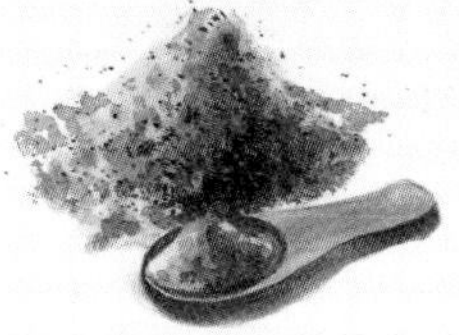

《食用科屬及產地》

咖喱源於印度東南部的馬德拉斯市，十八世紀時當地的廚師替英國殖民家庭工作，才將印度料理傳給外來者。咖喱種類有印度、日本、泰國以及馬拉咖喱等，普遍以新鮮或乾燥香料用油炒香，再加入洋蔥泥、大蒜、薑等一起熬煮，香料大多有辣椒，小茴香，香菜及薑黃等。

● 世界各地的咖喱飲食文化

咖喱在世界各地結合不同飲食文化，而發展出各種不同的特色，印度咖喱是所有咖喱的基礎，並不是每一種香料都磨成粉，有的是整顆、整片的放入鍋中，讓油將香料的味道轉移到油中；日本咖喱加入了濃縮新鮮水果泥，所以甜味較重，並以奶油炒洋蔥、紅蘿蔔、馬鈴薯等為基底；泰國咖喱包括紅咖喱、青咖喱和黃咖喱，紅咖喱適合用於牛肉和豬肉，青咖喱適合用於海鮮、雞肉和蔬菜；馬來西亞咖喱的咖喱多半會選用椰奶燉煮，一般會加入芭蕉葉、椰絲及椰漿，有時會放入一些香茅和大蒜；台灣咖喱會使用大量薑黃，色澤大多為鮮豔黃色，並帶有淡淡的小茴香氣味。

《食材效用》

●體質偏寒的人可多吃咖喱，溫暖手足

體質偏寒的人在寒露時節，可以多吃咖喱來增強體質。咖喱內含「薑黃」，性溫味辛苦，能活血行氣，通經止痛。《本草求原》裡說：「薑黃，益火生氣，辛溫達火化氣，氣生化則津液行于三陰三陽；清者注於肺，濁者注於經、溜於海，而血自行，是理氣散結而兼泄血也。」也就是說薑黃辛溫行氣，理氣活血。寒露時節氣溫下降，特別是早晚溫度偏低，容易出現血液循環不良，新陳代謝減緩，手腳冰冷等症狀，體質偏寒的人多食用富含薑黃的食材，能溫暖手足，而且咖喱富含維生素、礦物質，多食用還能有效防止老年癡呆，提高消化吸收功能。

●預防心血管疾病、失智症、癌症等

現代研究發現，咖哩除了可用於肚子脹氣、黃疸、胃痛等症狀，還能預防心血管疾病、失智症、癌症，同時能降低膽固醇，減少動脈硬化。以中醫角度而言，薑黃有溫經止痛，行氣活血的效果；而肉桂能補火助陽，散寒止痛，活血通經；小茴香也可理氣散寒；葫蘆巴粉，苦溫純陽，則能夠增強人體的生命力，故雖然不同地區的咖喱配方有所不同，同樣具有溫通血脈的效果，有助排汗，驅走體內濕氣，對健康有好處。但還是要提醒腸胃發炎、胃潰瘍的人不宜多吃，以免造成不適。

《食材功效》

五味 甘
五性 平
歸經 脾、肺、大腸

蜂蜜

honey

苗栗縣通霄鎮

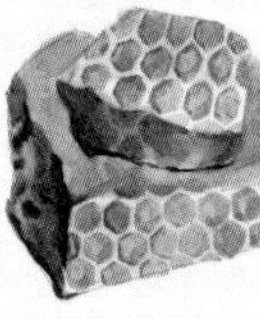

《食材效用》

● **最佳美容聖品，減少皺紋和粉刺**

自古對付秋燥的飲食法「朝朝鹽水，晚晚蜜湯」，是指白天喝點鹽水，晚上喝點蜜水，可以補充人體水分，也是寒露養生和抗老的方法。蜂蜜主要成分為果糖、葡萄糖、維生素和酵素等，是一種很好的天然食品，也是最佳的美容聖品，內服或外用，都能促進皮膚新陳代謝，減少色素沉著，防止皮膚乾燥，讓肌膚潔白細緻，也能減少皺紋和粉刺。

● **最有助於腹痛、乾咳、便秘**

中醫認為，蜂蜜性味甘平，對腹痛、乾咳、便秘等有幫助，體質偏熱的人在寒露時節，可以多吃蜂蜜來增強體質。蜂蜜是大自然贈與人類的食物，《名醫別錄》曰蜂蜜：「養脾氣，除心煩，食飲不下，肌中疼痛，口瘡，明耳目。」同時在《本草綱目》也提到：「和營衛、潤臟腑，通三焦，調脾胃。」

● **防止秋燥的傷害，潤肺養肺又活血**

現代醫學發現，蜂蜜有潤腸通便、保護肝功能、殺菌、抗氧化的作用，對神經衰弱、高血壓、冠狀動脈硬化等，均有幫助。在秋天經常服用蜂蜜，不僅可以防止秋燥對人體造成傷害，還能潤肺養胃、活血潤腸，使身體更健康唷。

《食材用法》

●喝蜂蜜水的最佳五個時機

蜂蜜水在不同時間喝，還有不同的功效。早上起床喝蜂蜜水，可以潤腸通便、改善便秘；下午三、四點喝蜂蜜水，可以快速消除疲勞、補充能量；睡前來杯蜂蜜水，可以緩解情緒，寧心安神，幫助睡眠。另外如果在餐前一個小時喝蜂蜜水，可以抑制胃酸，餐後兩小時後飲用，可以調節腸胃、消除積食。喝蜂蜜水時，記得要攪拌或搖晃蜂蜜水，如果泡泡久久不消，才代表是真正的好蜂蜜唷！

霜降

HOAR-FROST FALLS

10/23-10/24

陽曆

丁香

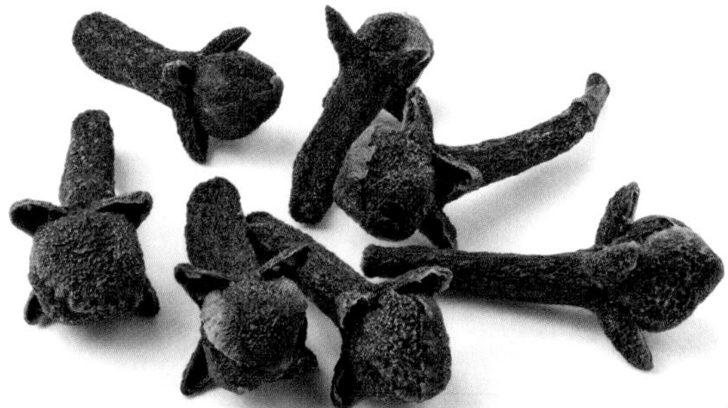

EUGENIA CARYOPHYLLATA THUNB

科／桃金娘科

屬／常綠喬木

別名／公丁香、丁子香、支解香、雄丁香

屬性／性溫味辛經，用於溫中降逆，散寒止痛，溫腎助陽

養生首重避免秋燥，增加身體的陽氣

霜降，在每年10月23日至24日間開始。霜降是秋季的最後一個節氣，也是秋季到冬季的一個過渡時期，此時天氣變得寒冷，露凝結為霜而下降，所以稱之為「霜降」。霜降時節因天氣逐漸變冷，是呼吸道疾病的好發期，很多人容易在此時咳嗽、感冒，或復發慢性支氣管炎等肺部疾患。古云：「秋之燥，宜食麻以潤燥。」此時，建議吃些養陰潤燥之品，如：芝麻、糯米、白米、蜂蜜、紅棗、山藥等，以增加體質；同時少吃辛辣之品，如辣椒、生薑、蔥、蒜類，因過食辛辣宜傷人體陰精。建議早餐吃溫食，粥品尤佳，五穀雜糧均可健脾胃、補中氣，不但可以避免秋燥，也可以增加身體的陽氣。

外出注意保暖，不可運動過量

古代將霜降分為三候：「一候豺乃祭獸；二候草木黃落；三候蟄蟲咸俯。」意思是說，像豺這類動物，從霜降開始便要為過冬儲備食物，通常豺狼虎豹是用來形容猛獸，豺狼捕到野獸後，像祭祀般先陳列出來，再慢慢享用；此時萬物停止生長，常綠性植物葉片，也轉變成枯黃而後掉落，準備冬眠的動物也開始藏在洞穴中準備過冬了。霜降時節，大自然處於一個準備過冬的過渡階段，建議此時外出也要注意保暖，尤其是膝關節，不可運動過量。膝關節在遇冷刺激時，局部循環變差，容易使疼痛加重，同時也不宜長時間做屈膝動作，應該儘量避免膝關節的負擔。

霜降

丁香

EUGENIA CARYOPHYLLATA THUNB

宜

體質偏寒的人在霜降時節服用，可以增強體質。

忌

熱性病及陰虛內熱者忌食。

藥材特質

科屬及品種：丁香的是桃金娘科常綠喬木植物丁香的花蕾，習稱公丁香。

產地：主產於坦桑尼亞、馬來西亞、印度尼西亞；中國海南省也有栽培，通常於9月至次年3月，花蕾由綠轉紅時採收，曬乾，生用。

食用功效：公丁香性溫味辛，入脾胃腎經，用於溫中降逆，散寒止痛，溫腎助陽。而丁香的成熟果實，稱為母丁香，性味同公丁香，性溫味辛，用於驅散風寒、溫暖止痛，效果不及公丁香。現代藥理研界發現丁香油酚有助局部麻醉止痛作用，早期治齒水即含有丁香精油，抑菌效果佳。相傳古時晉見皇帝時，口中要含丁香殺菌，漢代稱丁香為雞舌香，用於口含，漢朝大臣向皇帝起奏時，必須口含雞舌香除口臭。

食用方式：體質偏寒的人在霜降時節，可以多吃丁香來增強體質。《開寶本草》記載：「能溫脾胃。」李時珍認為：「能治胃虛嘔吐。」現代藥理研究發現，丁香有抗潰瘍作用，促進胃液分泌，抑制胃腸運動，促進膽汁分泌等作用，另外還有鎮痛、抗菌及抗缺氧作用。所以在霜降節氣，有慢性胃炎的人，可服用丁香來保護胃粘膜，改善胃中虛寒，並增強身體的免疫力。

《食材功效》

五味 甘

五性 涼

歸經 脾、肺

蘋果

Malus pumila Mill

台灣各地

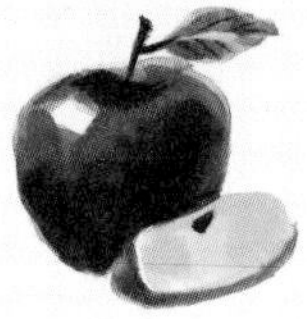

《食用科屬及產地》

蘋果是薔薇科多年生木本植物的果實，原產於歐洲、中亞細亞和新疆西部，栽培歷史悠久，現在全世界溫帶地區均有栽種，台灣各地皆有種植。

《食材效用》

● 生津止渴，入藥後可治療高血壓並預防疲勞

中醫認為，蘋果味甘酸性平，有生津止渴、健脾胃的作用，蘋果入藥更有治療輕度腹瀉、便秘、高血壓等功效，還可用作預防疲勞；蘋果中的果膠能幫助降血中膽固醇。

● 最適宜飲酒過多、癌症患者食用

粗纖維素可預防便秘，同時還含豐富的維生素C、鉻質、鋅質等微量元素。最適宜消化不良、中氣不足、煩熱口渴、飲酒過多、輕度腹瀉、便秘、神經性結腸炎、高血壓、高血脂、冠心病和癌症患者食用，尤其適合嬰幼兒、老人和病人食用，孕婦每天吃一個蘋果還可減

輕妊娠反應。

● 含有黃酮素，可降低心血管疾病

「蜜蘋果」就是會結果蜜的蘋果，完全成熟的蜜蘋果氣味芬芳，果肉脆甜，是目前台灣自產蘋果中最受歡迎的品種，蘋果在樹上完全成熟後，要再經過低溫的刺激，才會結蜜，所以往往種植於交通不便的山上，產量稀少，交通成本也高，俗語說：「一天一蘋果，醫生遠離我。」可見多吃蘋果對身體有益。蘋果最重要的營養成分，在於大量的水溶性膳食纖維——果膠，除了是製作果醬的原料，所含的多酚類有助於降低膽固醇，所含的黃酮素也有助於降低心血管疾病的風險。但要提醒，不要一吃飽就立刻吃蘋果，因為反而會腸胃發脹，不利消化唷。

《食材功效》

五味 甘澀

五性 平

歸經 心、肺、脾、大腸

柿子

Diospyros kaki L.

苗栗縣、新竹縣、台中縣等地

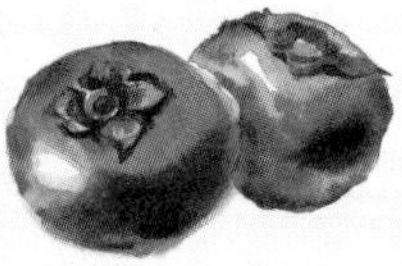

《食用科屬及產地》

柿子是柿樹科植物的果實，起源於中國大陸長江流域一帶，台灣主要產區在中、南部海拔7百公尺以下山坡地，栽培面積以苗栗縣最多，新竹縣次之，第三為台中縣。主要產地有苗栗縣公館、大湖，台中縣東勢、和平，嘉義縣番路、竹崎等鄉鎮。

秋天是柿子的產季，每年9月中旬到11月可以採收，一般有兩種，甜柿果形小，多做為軟柿，俗稱「紅柿」，果實在樹上可自行脫澀，採收後即可食用；澀柿果形較大，俗稱「脆柿」、「浸柿」，澀柿果肉帶有澀味，需經人工脫澀後才能食用，柿子可加工成柿餅、柿乾、柿酒、柿醋等。

《食材效用》

● 含有多種維生素和礦物質

柿子中含有蛋白質、脂肪、澱粉、果膠、單寧酸、蔗糖、葡萄糖以及多種維生素和礦物質，新鮮柿子含碘量很高，成熟的柿子含有豐富的果糖、鉀、鎂和磷等礦物質，脫水後乾燥的柿子甜度極高。

● 霜降吃柿子，冬天不感冒

霜降是秋季的最後一個節氣，也是柿子盛產的時節，此時柿子皮薄果肉鮮美。俗語說：「一年補通通，不如補霜降。」又說：「霜降吃柿子，冬天不感冒。」老祖宗的智慧，對照現代的研究發現，柿子含豐富的β－胡蘿蔔素、維生素A和維生素C，一顆柿子相當於人體一日所需維生素C的一半分量，而維生素C具有抗氧化的作用，能增強人體免疫力，減少感冒的發生。

● 潤肺除燥，緩解燥熱咳嗽

中醫認為，柿子性柿子味甘，性寒，能消熱去煩、止渴生津、潤肺化痰、治療熱咳。正符合秋季養生「潤肺除燥」的要點。《隨息居飲食譜》：「鮮柿甘寒，養肺胃之陰。」台灣冬季乾冷，常常讓人感覺口渴、喉乾，多吃柿子能潤澤口咽、緩解燥熱咳嗽。

● 柿蒂、柿皮、柿葉、柿餅、柿霜各有食療效果

除了柿子的果肉可食，柿蒂、柿皮、柿葉、柿餅、柿霜等部位，也各有食療效果。中醫認為，柿蒂性溫味苦澀，可治嘔心及夜尿。

柿皮有涼血、止血的功用；潤澤口咽、緩解燥熱咳嗽。柿葉治喘咳、肺氣腫，酌量飲用柿葉茶，可保養心血管系統。柿餅味甘澀性寒，有潤肺、澀腸的功效，主治熱咳、咳血、便血等症；柿霜是柿餅在加工過程中，自然在表面產生白色霜狀物，含有甘露醇、葡萄糖、果糖、蔗糖等，用於治療肺熱燥咳、咽乾喉痛、口舌生瘡、吐血咳血等症。

《食用禁忌》

● 切記不可空腹吃柿子、不吃未熟的柿子、不與螃蟹同食

但要注意，未熟柿子會咬舌頭，因未成熟的柿子所含的單寧酸，容易與舌頭表面的黏膜蛋白質結合而凝固，會讓舌頭有緊繃的澀感，成熟柿子所含的單寧酸因不溶於水，吃起來就不再有澀味了。所以霜降食柿，不但可以補身養生，切記不可空腹吃柿、未熟的柿子不吃、不與螃蟹同食。

● 糖尿病等慢性病患者不宜食用

患有糖尿病、慢性胃炎、虛寒體質、消化不良等病症者也不宜食用。

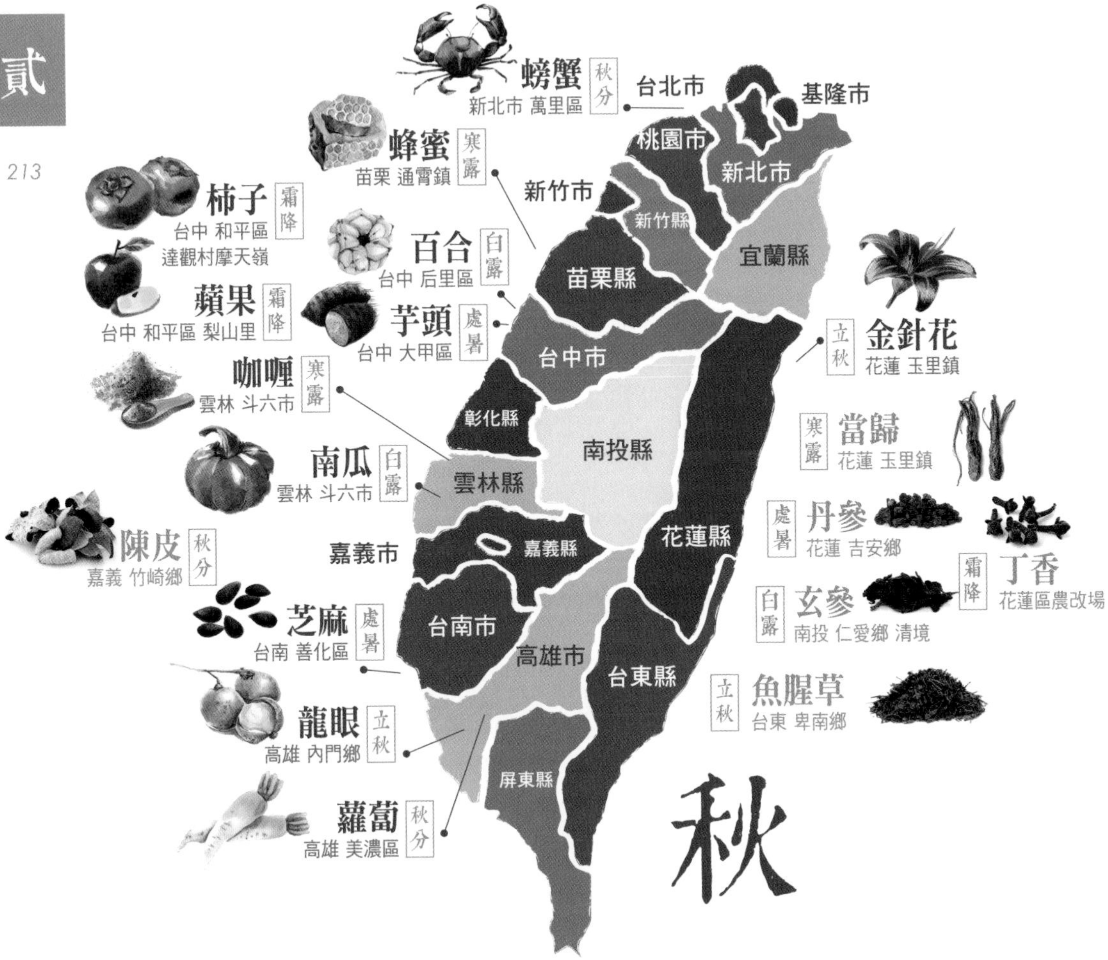
螃蟹 秋分
新北市 萬里區
台北市
基隆市
蜂蜜 寒露
苗栗 通霄鎮
桃園市
新北市
新竹市
新竹縣
柿子 霜降
台中 和平區
達觀村摩天嶺
百合 白露
台中 后里區
宜蘭縣
苗栗縣
蘋果 霜降
台中 和平區 梨山里
芋頭 處暑
台中 大甲區
金針花 立秋
花蓮 玉里鎮
台中市
咖哩 寒露
雲林 斗六市
彰化縣
南投縣
當歸 寒露
花蓮 玉里鎮
南瓜 白露
雲林 斗六市
雲林縣
丹參 處暑
花蓮 吉安鄉
陳皮 秋分
嘉義 竹崎鄉
嘉義市
嘉義縣
花蓮縣
丁香 霜降
花蓮區農改場
玄參 白露
南投 仁愛鄉 清境
芝麻 處暑
台南 善化區
台南市
高雄市
台東縣
魚腥草 立秋
台東 卑南鄉
龍眼 立秋
高雄 內門鄉
屏東縣
蘿蔔 秋分
高雄 美濃區
秋

▲秋天食材環島地圖

立冬

WINTER BEGINS

11/7-11/8

陽曆

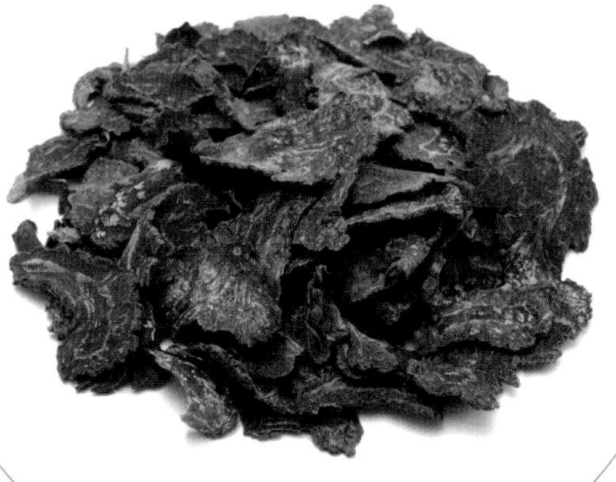

川芎

LIGUSTICUM CHUANXIONG

科／傘形科

屬／藁本屬植物

別名／芎藭、小葉川芎、山鞠窮、香果

屬性／川芎辛溫香燥，常用於活血行氣、祛風止痛

秋天遠離，開始冬天的日子

立冬，在每年11月7日至8日開始，曆書記載：「斗指西北維為立冬，冬者終也，立冬之時，萬物終成，故名立冬也。」意思是說，「冬」有「終」或是「凍」的意思，「立冬」的到來代表著冬天的來臨，古代將立冬分為三候：「一候水始冰；二候地始凍；三候雉入大水為蜃。」意思是說，立冬是秋天遠離，冬天的開始，此時的節氣已能讓水開始結冰；大地之間不但水遇寒氣結冰，土地中也有寒氣，所謂天寒地凍的景象，在寒冷的北方已經開始在立冬時出現；而「雉」是指比一般雀鳥型體大的鳥，蜃為大蛤，立冬後，大鳥不多見，而海邊卻可以看到外殼與大鳥線條及顏色相似的大蛤，所以古人認為雉到立冬後便變成大蛤了。

補冬宜以大白菜、白蘿蔔取代羊肉爐

不過在台灣，「立冬」未必會感覺寒冷，有時候甚至會出現大太陽，天氣炎熱，台灣有一個習俗，就是在「立冬」這一天有「補冬」的習俗，經過一整年的辛勞，歷經寒暑，體力漸漸衰退，須多加進補以恢復元氣，街頭的羊肉爐、薑母鴨、燒酒雞等補品紛紛上市，甚至有「立冬補冬，補嘴空」的俗語呢。其實以現代人營養不虞匱乏的情況，最好的補冬食品並非燥熱上火的熱補，建議以滋陰潤燥的食物取代，例如冬季大白菜、白蘿蔔、豆腐、木耳、南瓜、馬鈴薯等，以符合「秋冬養陰」的原則，也符合健康養生的觀念，同時少吃生冷的食物，起居作息早睡早起，如此陽氣便能潛藏，符合立冬後「養藏」的建議。

保持情緒安寧、潛藏身體陽氣是養生重點

《黃帝內經・素問・四季調神大論》中指出：「冬三月，此謂閉藏，水冰地坼，無擾乎陽，早臥晚起，必待日光，使志若伏若匿，若有私意，若以有得，去寒就溫，無泄皮膚，使氣亟奪，此冬氣之應，養藏之道也。逆則傷腎，春為痿厥，奉生者少。」意思是說，冬天在於精神、起居及飲食調養的方法，要根據自然界的變化，冬天是天寒地凍，萬物凋零閉藏的季節，此時，人體的陽氣也會隨著自然界的變化而潛藏於內，因此，立冬節氣的養生重點，在於順應自然界閉藏之規律，以斂陰護陽為根本，在精神調養上力求「使志若伏若匿」，保持精神情緒的安寧，避免庸人自擾，便能使體內陽氣得以潛藏。

立冬

川芎

LIGUSTICUM CHUANXIONG

藥材特質

科屬及品種：川芎為傘形科藁本屬植物。

產地：主產於四川，在雲南、貴州、廣西等地，生長於溫和的氣候環境，是一種中藥植物。

食用功效：常用於活血行氣、祛風止痛，川芎辛溫香燥、走能行氣，向上能散頭部的氣血不順，向下能滋補虧虛的血液。川芎活血祛瘀作用極廣，適合瘀血阻滯各種症狀；祛風止痛效用也佳，可治頭風頭痛、風濕痹痛等症，昔人謂川芎為血中之氣藥，十分推崇其辛散、解鬱、通達、止痛等功能。

《川芎白芷燉魚頭》

- 材料：準備川芎6克，白芷9克，鰱魚頭2百克。

宜

臉色蒼白、手腳冰冷、四隻發麻。

忌

有服用凝血劑的情況時，不宜食用。

《典故》

相傳唐朝初年，藥王孫思邈帶著徒弟從終南山雲遊到了四川的青城山。這天，師徒兩人累了，便到青松林內歇腳。此時忽見一隻大雌鶴正帶著幾隻小鶴涉水嬉戲，沒過一會兒，突然聽

●做法：首先將魚頭洗淨，加入切成片的川芎和白芷，加水適量，隔水蒸熟即可端上桌。

●功效：立冬進補時，可以做一道「川芎白芷燉魚頭」，這道藥膳具有鎮靜止痛，祛風活血的作用，對於顏面神經麻痺的患者也有活血化瘀，散寒止痛的功效。

到小鶴不斷驚叫。藥王師徒一瞧，原來那隻大雌鶴頭部低垂，雙腳顫抖，不斷哀鳴。小鶴們嚇得悽楚怪叫。藥王心裡明白，這隻雌鶴已經得了急病。第二天清晨，藥王師徒又來到青松林，巢內病鶴持續呻吟，不久，空中傳來鶴鳴，只見幾隻白鶴落下，嘴裡掉下幾片葉子落入病鶴巢中。徒弟撿起落在地上的葉子，形狀很像紅蘿蔔。第三天，藥王師徒又來到青松林，已聽不到病鶴的呻吟聲，此時病鶴已完全康復，又率領小鶴們嬉戲如常了。這種藥草的根莖苦中帶辛，具有特殊的濃郁香氣，根據他多年的經驗斷定，它有活血通經、祛風止痛的作用。於是，便叫徒弟攜此藥下山，替人治病，果然靈驗。藥王興奮地隨口吟道：「青城天山幽，川西第一神仙洞府，藥草通過仙鶴遞，來自天穹，真是川西第一山，蒼穹降良藥。這藥就叫川芎吧！」

花生

Arachis hypogaea L

雲林縣、彰化縣、嘉義縣等地

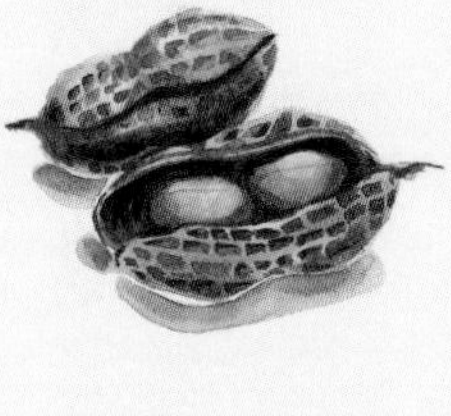

《食用科屬及產地》

花生為豆科植物的果實，原產於南美洲，明朝時傳入中國，主要栽培地在亞洲，其次是美洲與非洲。花生適合生長於排水性良好的砂地，台灣地區百分之70種植在雲林縣，其次為彰化縣，嘉義縣。主要栽培品種為大粒腫的台南11號及小粒種的台南選9號。

《食材效用》

●促進血液循環和新陳代謝

花生是落花生的種子，是花落以後，花莖鑽入泥土而結果，所以又稱「落花生」，在台灣俗稱「土豆」，由於營養豐富，吃了延年益壽，故又被稱為「長壽果」。花生是高脂肪、高蛋白的食品，富含亞油酸等不飽和脂肪酸，屬於植物性脂肪，是好的膽固醇；花生還有維他命E，可以促進血液循環和新陳代謝，也含豐富的蛋白質和。

《食材功效》

五味 甘
五性 平
歸經 脾、肺

主治燥咳、反胃、腳氣和婦女缺乳等症

中醫認為，花生生用性平，熟用性溫，入脾胃肺經，有潤肺、和胃、補益脾氣之效果，主治燥咳、反胃、腳氣、婦女缺乳等症。多吃花生可以補脾益氣，氣血足夠才能生肌長肉，漸漸提升身體的能量。產後血氣不足、乳汁不夠，花生也能夠促進產婦恢復元氣、補血、補奶，「花生豬腳」是很有名的一道補奶方。

另外對於久咳不癒，花生可以潤肺、益氣，解除咳嗽的困擾；腸燥乾澀的便秘，也可以利用花生的油脂潤腸通便。

花生皮衣可補血止血

中醫認為花生的功效是調和脾胃，補血止血，降壓降脂，其中補血止血的作用主要就是花生外那層紅衣的功勞，西醫也認為花生皮衣可抗纖維蛋白溶解，促進血小板生成，幫助凝血，對各種出血症有益。

能防止大腦衰退、提高記憶力

花生內所含之卵磷脂和腦磷脂，是神經系統不可缺少的重要物質，能延緩大腦衰退，提高記憶力；花生中的膽鹼，能防止腦功能衰退，有健腦益智的作用。

《食用方式》

●長黴的花生有黃麴毒素不能吃

惟台灣氣候濕熱，花生必須密封乾燥，否則容易受潮發黴，黃麴毒素易引起肝臟病變，因此長黴的花生不要吃，選購時要有花生的香味，無異味。

●下列症狀的慢性病患者要減少食用

痛風患者、膽囊切除者、胃潰瘍、慢性胃炎、糖尿病患者要減少食用。

五味 甘
五性 溫
歸經 腎、肺

胡桃

Juglandaceae Juglans

宜蘭縣、南投縣、花蓮縣
台東縣、台中市等地

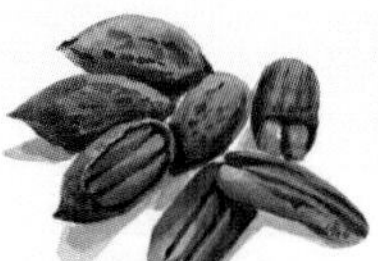

《食用科屬及產地》

胡桃是胡桃科胡桃屬植物的果實，相傳漢代張騫從西域傳入，現今中國新疆和闐是胡桃的主產區，台灣胡桃產於台灣中央山脈1千2百～2千2百公尺間的闊葉樹林中，宜蘭縣、南投縣、花蓮縣、台東縣、台中市、高雄市、屏東縣等。

胡桃類之種仁因果殼太硬，必須以胡桃鉗用力夾開方可取食；布農族人用胡桃樹的樹幹做獵槍槍托。

《食材效用》

● 有健胃、補血、潤肺等功效

中醫認為胡桃性溫味甘，有健胃、補血、潤肺、養神等功效。《神農本草經》將胡桃列為久服輕身益氣、延年益壽的上品。《本草綱目》記載，胡桃仁有「補氣養血，潤燥化痰，益命門，處三焦，溫肺潤腸，治虛寒喘咳，腰腳重疼，心腹疝痛，血痢腸風」等功效。

● 有廣泛用於治療神經衰弱等症狀

現代醫學研究認為，胡桃中的磷脂，對腦神經有良好保健作用；所含不飽和脂肪酸，可防治動脈硬化；所含鋅、錳、鉻等微量元素，可抗衰老。胡桃還廣泛用於治療神經衰弱、高血壓、冠心病、胃痛等症。胡桃當中的Omega-3脂肪酸有助於對抗大腸直腸癌細胞的發炎現象，減緩腫瘤生長，考試前吃胡桃還「補腦」，擁有「堅果之王」的封號呢！

《食用方式》

● 發炎、腹瀉時不宜吃

胡桃核仁則是補充油脂的來源。胡桃含油脂多，吃多了會令人上火，正在發炎、腹瀉的人不宜吃；胡桃仁有通便作用，但胡桃外殼煮水卻可治療腹瀉。胡桃仁表面褐色的薄皮營養豐富，剝掉這層皮會損失一部分營養。胡桃堅果皮可以製造活性炭，木材細緻不開裂，是製造槍托的最佳木材，也可用於雕刻。

● 胡桃加鹽水煮，可治療病症

胡桃也有鎮咳平喘的作用，將胡桃加適量鹽水煮，喝水吃渣可治腎虛腰痛、遺精、陽痿、健忘、耳鳴、尿頻等症。

小雪

LIGHT SNOW

11/22-11/24

陽曆

葛根

PUERARIAE RADIX

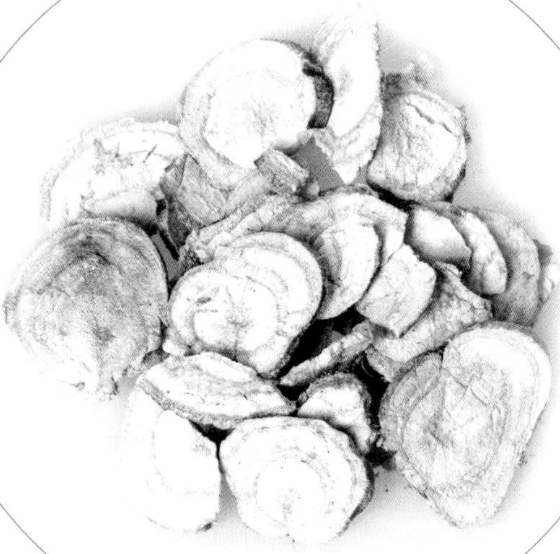

科／豆科

屬／多年生落葉藤本植物

別名／葛條、粉葛、甘葛

屬性／味辛甘性微寒，能鼓胃氣上行，生津止咳

氣候變得比較冷，東北季風增強

小雪，在每年11月22日至24日之間開始，曆書記載：「斗指已，斯時天已積陰，寒未深而雪未大，故名小雪。」意思是說，此時氣溫下降，北方開始降雪，但雪量不大，所以稱為小雪。小雪時節是寒潮和冷空氣活動頻繁的節氣，此時天氣逐漸變冷，而且夜間氣溫明顯下降。在台灣，這個節氣的氣候會變得比較冷，但不會下雪，而高山地區偶爾才有下雪，比較明顯的節氣特徵是東北季風增強，如新竹的九降風、恆春半島的落山風等，都是非常著名的東北季風。

早睡晚起，多曬曬太陽

古代將小雪分為三候：「一候虹藏不見；二候天氣上昇地氣下降；三候閉塞而成冬。」意思是說由於天氣越來越冷，不再有豪大雨，所以彩虹也不會出現，古人認為在陰陽調和時才會有彩虹，而此時陰氣旺盛而陽氣潛藏，所以虹也藏起來了；由於天空中陽氣上升，地面陰氣下降，導致天地不通，萬物寂然；天地之氣閉塞，一切毫無生機，嚴寒的冬天已經來臨了。冬季陽氣潛藏，陰氣盛極，因此要養精蓄銳，為第二年春天做準備，平時應該早睡晚起，睡眠充足，外出時，可以多曬曬太陽。中醫理論十分重視陽光與人體的關係，認為常曬太陽能幫助升發人體陽氣，特別是在冬季，由於大自然處於「陰盛陽衰」的季節，人體對應自然也呈現陰盛陽弱的狀態，所以在冬天常曬太陽，尤其是背部向陽，更能滋補陽氣、溫通經脈。

小雪

葛根

PUERARIAE RADIX

藥材特質

科屬及品種：葛根為豆科多年生落葉藤本植物葛的乾燥根。藥材以肥大、堅實、色白、粉性足、纖維少者為佳。

產地：中國各地均有生產，以廣東、廣西等地所產味道較佳，而湖南、湖北等地多為野生葛根。

食用療效：葛根是一味治療感冒的中藥，不管是風寒還是風熱都可以用它來治療。葛根生用可退熱生津，熟用可止瀉。

中醫認為，葛根味辛甘性微寒，入肺脾胃大腸經，質輕揚升發，入陽明經，能鼓胃氣上行，生津止咳；入脾經，療肌解表退熱；能起陰氣，散鬱火，解酒毒，利二便，殺百藥

宜

生用退熱生津，熟用止瀉。

忌

胸部長瘤及發炎患者不宜多吃。

《典故》

相傳古時深山住著一位以採藥為生的老人，他在採藥時無意中救起一個男孩。孩子的父親是遠近聞名的葛員外，因奸臣誣陷被滿門抄斬，情急之中，員外讓自己

毒，自古為治脾胃虛弱泄瀉之聖藥。現代中藥研究發現葛根內含黃酮，能擴張腦血管、改善腦循環，擴張冠狀循環，降低血糖，並有解熱，及緩解肌肉痙攣等作用。

食用方式：風寒感冒導致發熱而兼有頭痛、後頸部僵硬者，可用葛根10克煎水喝；古書記載，平日酒醉以後，可用葛花搗汁以醒酒。

唯一的男孩連夜逃走。從此以後，葛員外的獨生子就跟著老人每天在山上採藥。

這位老人常常採尋一種草，那種草的塊根主治發熱口渴、泄瀉等病。幾年後採藥老人死了，葛員外的兒子也專門挖那種有塊根的藥草，治好了許多的病人。後來，有人問：這草叫什麼？葛員外的兒子想到自己的身世，就說：葛根。所謂「葛根」，就是說葛家滿門抄斬，只留下了一條根的意思。

《食材功效》

五味：辛

五性：溫

歸經：胃、腎、膀胱

茴香

Foeniculum vulgare

台中市清水、沙鹿一帶

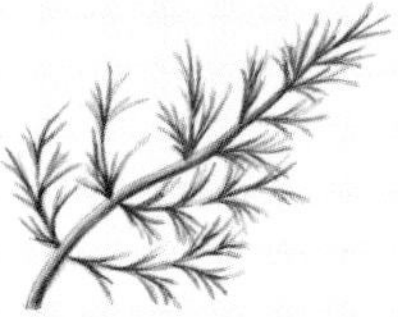

《食用科屬及產地》

茴香是繖形科茴香屬植物的種子，原產於歐洲地中海地區，中國各地也有栽培，主要產於山西、內蒙古、甘肅、遼寧等地。山西省產量最多，內蒙古的品質較佳。台灣茴香又稱為小茴香，小梅菜，產於台中市清水、沙鹿一帶、其他地區也有栽培，通常採莖葉，當蔬菜鮮用或曬乾備用。

《食材效用》

● 有理氣止痛、健脾補腎等功用

中醫認為，茴香氣味芳香、味甘微辛性溫，具理氣止痛、溫中散寒、暖肝健脾、補腎等作用。

● 果實葉子、花、莖、根等均可食用

茴香使用範圍很廣，果實葉子、花、莖、根、果實及種子，均可食用。茴香葉子和種子有促進消化的作用，能治頭痛、牙痛、消化不良、腹脹、嘔吐、睪丸結核、胃腸痙攣等病。

果實溫暖止痛，促進腸胃蠕動，根部補腎止痛，莖葉袪風寒止痛，一併使用對於容易腹脹、食慾不振的人有幫助。

《食用禁忌》

一般孕婦產後缺乳、女子月經冷痛者亦可食用；但兒童、孕婦、熬夜者則應避免使用。

《食材功效》

五味 甘

五性 溫

歸經 肝、肺、大腸

松子

P.koraiensis

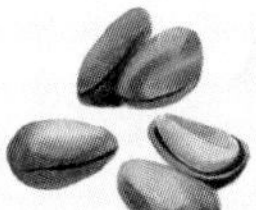

《食用科屬及產地》

松子是松科松屬植物的種子，有「長壽果」之稱。根據古籍記載，西元八世紀，松子便作為貢品奉獻給中原地區的唐朝政權，在清朝，每年都從長白山區徵收大量松子入貢，供皇上早晚膳用，台灣松樹種類繁多，其中以華山松所產的松子為主要食用品種。

《食材效用》

● 有防止心血管疾病、增強腦力等功能

從現代營養學來看，松子確實含有豐富的營養價值，松子含油脂約七成，大多為亞油酸、亞麻酸、花生四烯酸等不飽和脂肪酸，能使細胞生物膜新生，使膽固醇代謝，避免動脈硬化；同時還能增強腦力、促進腦及神經功能，老年人常食松子，能防止心血管疾病；青少年常食松子有利於生長發育、健腦益智；中年人常食松子也有利抗衰老、增強記憶力。

● 有潤膚養顏、滑腸通便等功效

中醫學認為，松子性溫味甘，入肝肺大腸經，具有滋陰潤燥、補氣充飢、潤肺止咳、潤膚養顏、滑腸通便等功效。主治風痺、燥咳、吐血、心悸、盜汗、頭暈、便秘等症。《本草經疏》指出，松子「味甘補血，血氣充足則五臟自潤，髮黑不飢，故能延年，輕身不老」。《本草綱目》記載：「松子主治骨節風濕，頭眩，去死肌，變白，散水氣，潤五臟，不飢，逐風痺寒氣，補滋潤皮膚……久服輕身不老。潤肺功能，治燥結咳嗽。」

《食用方法》

● 可入菜，民間常用於食療

松子既可單吃，也可做成糕點糖果或入菜食用，民間常用食療很多。小雪時節，體質虛弱的人可以松子同白米煮熟食用。

《食療醫方》

● 松子水

材料：取松子配黑芝麻、枸杞子、白菊花。

做法：所有材料各5克，加2百CC冷開水共煮。

療效：肝腎不足、頭昏眼花的人每日煎松子水代茶飲，可以強壯筋骨、消除疲勞。

大雪

HEAVY SNOW

12/6-12/8

陽曆

天麻

GASTRODIA ELATA BL

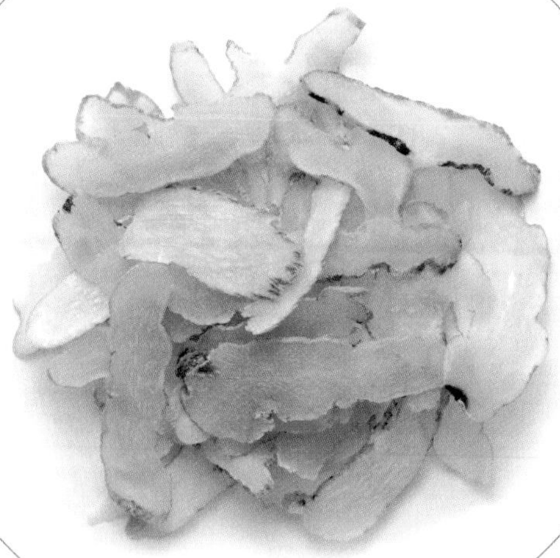

科／蘭科

屬／多年生寄生草本植物

別名／赤箭、赤箭天麻

屬性／味甘性平，具有熄風止痙、平肝潛陽，祛風通絡的效果

寒流來襲，台灣進補宜食粥

大雪是一年二十四節氣中的第二十一個節氣，在每年的12月6日至8日之開始，曆書記載：「斗指甲，斯時積陰為雪，至此栗烈而大，過於小雪，故名大雪也。」意思是說，大雪時節天氣更冷，降雪的可能性比小雪時更大，不過在台灣，「大雪」和「小雪」的節氣名稱與實際狀況不太符合，可能要等到進入更寒冷的節氣，加上寒流來襲，才有機會看到高山雪景！也由於地理環境各異，人們進補的食物並不同。冬季西北地區天氣寒冷，宜進補溫熱之品；而長江以南地區，進補應以平補為主。

台灣地區，進補宜以粥養，古書記載：「若要不失眠，煮粥加白蓮；若要皮膚好，大米煮紅棗；氣短體虛弱，粥裡加山藥；心虛體不中，桂圓煨米粥；要治口臭症，荔枝粥除根；清退高熱症，煮粥加蘆根；血壓高頭昏，胡蘿蔔粥靈；防治腳氣病，米糖煮粥飲；腸胃緩瀉症，胡桃米粥燉；頭昏多汗症，煮粥加薏仁；便秘補中氣，藕粥很相宜；夏令防中暑，荷葉同粥煮；若要雙目明，粥中加旱芹。」對照今日飲食建議，實在不謀而合。

進補的大好時節，皇家首選藥膳是羊肉燉白蘿蔔

我國古代將大雪分為三候：「一候鶡鴠不鳴；二候虎始交；三候荔挺

出。」意思是說鶡鴠是一種冬季不休眠，仍會豪叫的鳥，但此時因天氣寒冷，鶡鴠鳥也不再鳴叫了；此時正是陰氣最盛時期，正所謂盛極而衰，陽氣已開始萌動，所以老虎開始出現求偶行為；「荔挺」為蘭草的一種，具鱗狀地下莖可供食，萬物皆因被冰雪覆蓋，只有荔挺因感到陽氣而萌芽。

古曰：「秋冬養陰。」大雪已到了「進補」的大好時節，此時宜溫補助陽、補腎壯骨、養陰益精，而冬季最簡單的補法是多吃點蘿蔔。俗話說「冬吃蘿蔔夏吃薑，不勞醫生開藥方」。為了禦寒養生，古代皇家藥膳的首選就是羊肉燉白蘿蔔。白蘿蔔有消積滯、化痰清熱、解毒等功效，所以冬季吃完油膩的肉類後吃生蘿蔔可解膩、消食順氣，同時可以補充體內的陽氣、溫暖五臟，尤其適合精神不濟、腸胃消化不良的人食用。

大雪

天麻

GASTRODIA ELATA BL

藥材特質

科屬及品種：天麻為蘭科多年生寄生草本植物天麻的塊莖。

產地：中國各地均有分佈，主產於四川、雲南、貴州等地，冬季莖枯時採挖者名「冬麻」，質量優良；春季發芽時採挖者名「春麻」，質量較差。採挖後除去地上莖及鬚根，洗淨蒸透曬乾，用時切片。

食用功效：天麻味甘性平，歸肝經，具有熄風止痙、平肝潛陽，祛風通絡的效果。古人常說天麻是神仙所賜的珍貴之物，所以有「天麻、天麻，天生之麻，神仙播種，凡人採挖」之說。現代醫學研究發現天麻中所含的天麻素，具有抗驚厥、健腦、延緩衰老、鎮靜、

宜

體質偏熱的人此時可以多吃天麻來增強體質。

忌

津液衰少，血虛、陰虛等，均需慎用天麻。

《典故》

相傳遠古時候，荊山深處有一個部落，住著百十戶人家，過著安居樂業的生活。這一年，部落裡突然流行起一種奇怪的疾病，一旦纏身，頭痛得像裂開似

安眠、抗炎、提高免疫力、降血壓等藥理保健作用，可有效降低阿茲海默症及失智症的發生機率，另對心臟血管也有保護作用呢。

食用功效：體質偏熱的人在大雪時節，可以多吃天麻來增強體質。天麻的作用可歸結為「三抗、三鎮、一補」，即抗癲癇、抗驚厥、抗風濕，鎮靜、鎮痙、鎮痛，補虛。所以在大雪時節，熱性體質的人可以多喝天麻粥，有健忘、記憶力差的人，也可以多吃天麻料理，不僅可調理肝腎，藥效還能通過血腦屏障，更有效率地補充大腦所需營養，促進大腦功能，增益智慧和記憶力。

《天麻粥》

- 材料：取天麻10克，白米2百50克。
- 做法：取天麻、白米加水與天麻同煮，先以文火煮沸後，改小火煮至糙米半熟即可。

的，嚴重的會四肢抽搐，半身癱瘓。部落首領見人們被病魔折磨，又束手無策，心中十分難受，就決心去訪求名醫，首領聽說五道峽有一個神醫能治療這種病，於是前往五道峽，這位首領翻越了一座座山峰，終於在一片樹林裡遇到了一位打柴的老漢，他問老漢是否知道神醫住處，老漢說神醫到雙梯寨去了。首領辭別老漢，又急忙地向雙梯寨趕去。這位首領吃盡千萬苦，終於攀上了雙梯寨，沒想到他剛進寨門就感到頭暈目眩，一頭栽進一洞中，沒多久，四肢不再抽搐，他起身發現洞內石桌上堆著一些植物塊莖。此時

● 療效：每日晨起，服用溫熱粥一次，可以達到養肝熄風，擴張心血管等效果。

洞外走進來一位老漢，眼前的老漢正是在五道峽遇到的人。老漢告訴他，他生的病和部落的人生的病一樣，要靠一種藥材醫治，藥材已備好在石桌，讓他病好後帶回部落裡去。老漢說，這種藥材如果吃不完，就把它藏在背陰的爛樹葉裡，就會永遠用不完。首領回到部落，把神醫賜的藥材熬了一大鍋，讓生病的人喝下，幾鍋藥水一喝，部落裡生病的人逐漸好了。他把剩下的藥材，依照神醫所囑，藏在背陰處的爛樹葉裡，從此，這藥材就一年年地繁殖下來。人們說這藥材是神醫所賜的上天之物，又專治頭暈目眩，半身麻痹癱瘓，就把這種藥材叫做「天麻」了。

《食材功效》

五味　甘

五性　平

歸經　脾、腎

黑豆

Glycine max

集中於台灣南部

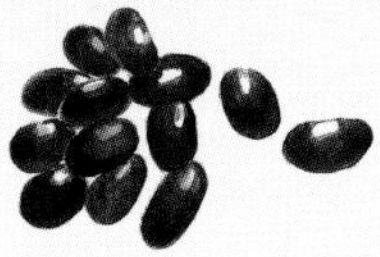

《食用科屬及產地》

黑豆為豆科蝶形花科大豆屬植物的種子，原產於中國東北部，現於河南、河北、山東、江蘇等地均有種植。台灣黑豆為大豆品種，種皮黑色者的統稱，早期栽培集中於台灣南部，栽培面積曾達7百多公頃，目前各地均有種植，包含嘉義、雲林、台南、苗栗等地。

《食材效用》

● 養顏美容的聖品

中醫認為黑豆性平味甘，具有補脾腎、滋陰養血、安神明目、利濕通淋、清熱解毒等功效，自古以來皆是傳承的美顏聖品。黑豆具有豐富的植物蛋白質、維他命A、維他命B1、維他命B2和維他命E，不但有助維持骨骼和牙齒的生長及發育，還能促進新陳代謝、並維持上皮組織、皮膚及黏膜的健康，養顏美容。

● **體質偏熱的人，可多吃黑豆來增強體質**

黑豆含有豐富的異黃酮、卵蹸脂及鈣等微量元素，對增加免疫力有幫助，體質偏熱的人在大雪時節，可以多吃黑豆來增強體質。黑豆為腎之穀，入腎，具有健脾利水，消腫下氣；滋腎陰，潤肺燥，制風熱而活血解毒；止盜汗，烏髮黑髮以及延年益壽的功能。

● 特別對高血壓、心臟病的患者有益

現代藥理研究「黑豆」除含有豐富的蛋白質、卵磷脂，脂肪及維生素外，一直被視為藥食兩用的佳品。黑豆基本只含植物固醇，而植物固醇不被人體吸收利用，又有抑制人體吸收膽固醇、降低膽固醇在血液中含量的作用。正如王冰所言：「壯水之主，以制陽光。」因此，在大雪時節體質偏熱的人可多食黑豆，以利養其腎陰，滋水制火，同時也能軟化血管，特別對高血壓、心臟病等患者有益。

《食材功效》

五味：辛

五性：熱

歸經：心、脾、胃

辣椒

Capsicum annuum var. longum Sendt.

主要分佈於嘉南平原及高屏地區

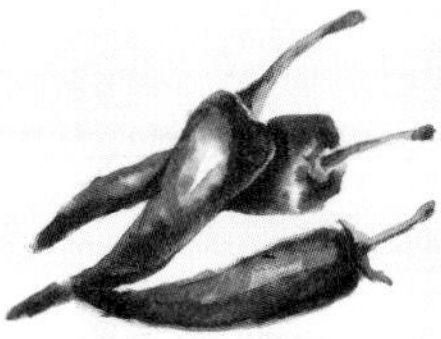

《食用科屬及產地》

辣椒為茄科植物一年生草本植物的果實，辣椒的外形非常多變，形狀有圓錐形、長條形等，顏色有紅色、橙色、黃色、綠色等，原產於中南美洲和加勒比海群島，現在的辣椒產地包括亞洲、非洲、美洲西部等地。台灣主要分佈於嘉南平原及高屏地區，以彰化溪湖、嘉義水上及屏東萬丹為主，東部之台東、花蓮也有栽培。

《食材效用》

● 可治老年人視力衰弱

辣椒中含有蛋白質、胡蘿蔔素、維生素C、脂肪油、辣椒素以及鈣、磷、鐵等礦物質。辣椒的嫩葉含豐富的維他命A、C，為蔬菜類之冠，當蔬菜炒食，可治老年人的視力衰弱。辣椒含有辣椒素，是辣味的來源，辣味濃淡因品種而異。平時適量食用辣椒，可以增進食慾，幫助消化。

● 適量辣椒可助消化、改善心臟功能

中醫認為，辣椒性熱味辛，在冷天吃點辣椒可以抗寒，適量吃辣椒可以健胃、助消化、預防膽結石、改善心臟功能、降血糖、緩解皮膚疼痛。

● 適時吃辣椒，能去寒除濕

此外辣椒有促進新陳代謝，增進脂肪燃燒效果。古書記載，辣椒「溫中散寒，除風發汗，去冷癖，行痰逐濕」。台灣氣候濕熱，適時吃辣可以幫助體內新陳代謝，不僅能去寒除濕，也能增強免疫力。

《食用禁忌》

● 容易引發胃痛及痔瘡

不過辣椒不宜多吃，多吃容易引起胃痛或誘發痔瘡，建議有胃潰瘍、肺結核、食道炎、高血壓、關節炎牙痛、喉痛、痔瘡等人，都不宜吃辣椒。

冬至

WINTER SOLSTICE

12/21-12/23

陽曆

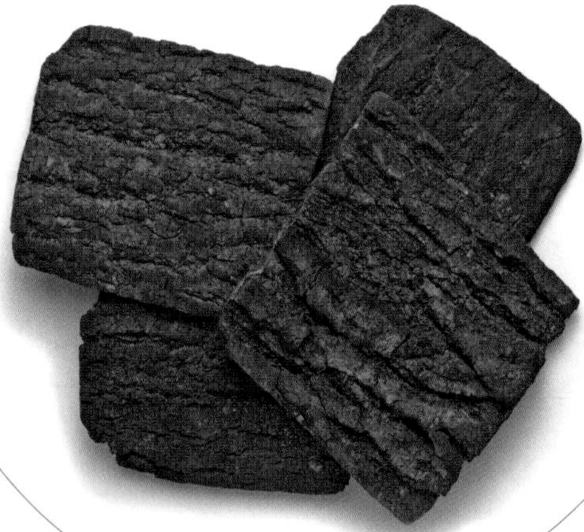

杜仲

EUCOMMIA ULMOIDES

科／杜仲科

屬／植物杜仲

別名／木綿，棉樹皮，絲連皮

屬性／性溫味甘，具有補肝腎，強筋骨，安胎等作用

從冬至開始，陽氣慢慢回升

冬至，在每年的12月21日至23日之間開始，俗稱「冬節」、「長至節」，在二千五百多年前春秋時代，古人已經用日晷測日影，此日日影最長，便測定出冬至，也是二十四節氣中最早製訂出的一個節氣。曆書記載：「大雪後十五日，斗指子，為冬至，十一月中。陰極而陽始至，日南至，漸長至也。」意思是說，大雪之後的冬至，是陰極之至，此時太陽直射南回歸線，北半球白天最短，黑夜最長。冬至過後，太陽又慢慢地向北回歸線轉移，北半球的白天又慢慢增長，而夜晚漸漸縮短，所以古時有「冬至一陽生」的說法，意思是說從冬至開始，陽氣又會慢慢的回升。

冬至吃湯圓，也是養生的重要節氣

古代將冬至分為三候：「一候蚯蚓結；二候麋角解；三候水泉動。」意思是說經過一整年的辛勞，人們莫不期盼秋收冬藏、穀倉滿載的盛況，古人認為蚯蚓是陰曲陽伸的動物，此時陽氣雖已生長，但陰氣仍然十分旺盛，所以土中的蚯蚓仍然捲縮著身體，躲在土裡過冬；麋與鹿雖然外表相似，卻陰陽不同，古人認為麋的角朝後生，所以為陰，而鹿為山獸屬陽，冬至一陽生，麋感受陰氣漸退而麋角開始脫落；由於陽氣初生，所以此時山中的泉水可以流動，並未完全結凍。

台灣在冬至這一天則有吃湯圓的習俗，而且把冬至的湯圓分成紅、白兩種，認為吃了紅白湯圓長一歲，冬至是古代的過年，所以才說吃了湯圓就算是長了一歲。冬至是養生重要的節氣，主要是因為「冬至一陽生」。陽氣初生時，就像稻苗初發一樣，要小心呵護，細心調養，如此人體內的陽氣才會充實狀大。

冬至

杜仲

EUCOMMIA ULMOIDES

藥材特質

科屬及品種：杜仲為杜仲科植物杜仲的乾燥樹皮。杜仲雌雄異株，必須雌雄伴生，方能受精結實。

食用功效：具補肝腎、強筋骨、降血壓、安胎等諸多功效。《神農本草經》列為上品，記載杜仲取名「思仙」，稱「久服此藥可長生成仙」。杜仲樹皮的奇妙藥效，使血壓高患者服了可以降壓；血壓低的人服後又能升壓，這一獨特的「雙向調節」，是降壓藥無法取代的。杜仲樹葉也大受歡迎，富含鈣、鉀，是很受歡迎的植物性飲料。

中醫認為，杜仲性溫味甘，入肝腎經，具有補肝腎，強筋骨，安胎等作用。肝和身體的

宜

中老年人腎氣不足，腰膝疼痛。婦女體質虛弱及習慣性流產者。

忌

陰虛火旺者慎服。

《典故》

相傳多年以前，洞庭湖畔的貨物主要靠小木船運輸，岸上的縴夫由於成年累月彎腰拉縴，以致積勞成疾，十有八九都有腰膝疼痛的症狀。有一位青年縴夫，名叫杜仲，心地善良，他一心想找到

筋骨循環相關，腎是和身體的骨頭成長相關，肝血充足，筋骨就會強健，腎氣充足，骨頭就會強壯。杜仲可補肝腎，故有強筋骨的功效，常用於肝腎不足、腰膝酸痛乏力等症，也可用於眩暈陽痿，小便頻數等症。生杜仲含膠質較多，屬於硬性橡膠類，經炒段絲後由於大量膠質被破壞，有效成份容易煎出，故降壓作用比炮制前強；鹽製後可直走下焦，增強補肝腎作用，用於腎虛腰痛，陽痿滑精，胎元不固等。

一味藥能解除縴夫們的疾苦。為了實現願望，他告別父母，上山採藥。一天，在山坡上遇到一位藥翁，他上前拜求老翁，訴說了縴夫們的疾苦，老翁從藥簍中掏出一塊能治腰膝疼痛的樹皮遞給杜仲，指著對面高山叮囑，「山高坡陡，採藥時要小心！」杜仲連連道謝，拜別老翁，又沿著山間險道攀登，爬到半山腰時，肚子餓得咕咕作響，心慌眼花，突然翻滾下來，萬幸身子懸掛在一棵大樹上。過了一會兒，他清醒過來，發現身邊正是他要找的那種樹，於是拚命地採集。最後他精疲力竭，被山水沖入洞庭湖。洞庭湖畔的縴夫們聽到這一噩耗，立即尋找，終於找到了杜仲的屍體，他還緊緊抱著一捆採集的樹皮。縴夫們含著淚水，吃完了他採集的樹皮，果真，腰膝疼痛好了。為了紀念杜仲，人們將此樹皮命名為「杜仲」。

羊肉

Capricornis crispus swinhoei Gray

雲林、台南、屏東、彰化、嘉義等地

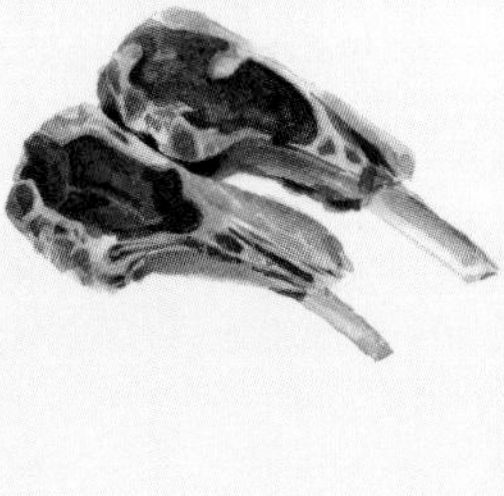

《食用科屬及產地》

羊肉為牛科動物的肉，台灣最常見的羊是以肉或乳為主的家山羊。家山羊的品種很多，目前肉羊產地主要分佈於雲林、台南、屏東、彰化、高雄、嘉義、台東、台中及苗栗等地。

《食材效用》

● 營養價值高，是冬至最佳補品

羊肉富含蛋白質、脂肪、維生素及鈣、鐵、磷等多種營養物質，是營養價值很高的食材，對於患肺結核、咳嗽、氣管炎、哮喘、貧血的人，特別具有益處。老年人或身體虛弱的中青年人及冬天手足不溫、陽氣不足、衰弱無力、怕寒畏冷者，如常吃羊肉補身，將大有好處。羊肉熱量高，鐵質含量也高，可幫助造血，促進血液循環，是冬至最佳補品。

● 製成藥膳，可健身治病

中醫認為，羊肉性熱味甘鹹、入脾腎經，具有益氣血，補虛損，溫元陽，禦風寒，滋補強壯，祛寒冷，溫補氣血，益腎氣，補形衰，開胃健力，補益產婦，通乳治帶的功效。體質偏寒的人在冬至時節，可以多吃羊肉來增強體質。羊肉性溫熱，有補氣滋陰、暖中補虛、開胃健脾、滋養強壯等功效。

老年人和女性冬天時食用，可暖和身體

在《本草綱目》中被稱為補元陽、益血氣的溫熱補品。溫熱對人體而言就是溫補，特別適合在冬季食用。羊肉食法眾多，蒸、煮、炒、涮等等無一不可。如果將羊肉與某些藥物合併製成藥膳，則健身治病的功效更高。在《傷寒論》裡及《千金食治》中都有記載，冬季老年人和女性比較怕冷，可以適時吃些羊肉，暖和身體。羊肉含有豐富的蛋白質、脂肪、碳水化合物、鈣、磷、鐵、胡蘿蔔素及維生素B1、維生素B2等成分，除了營養豐富，在體質偏寒的人食用，也能改善許多常見的疾病，如陽痿、早洩、經少不孕、產後體弱、食慾不振、肺氣虛弱、久咳哮喘等等。

金針菇

Flammulina velutipes

台中霧里、南投埔里、苗栗苑裡

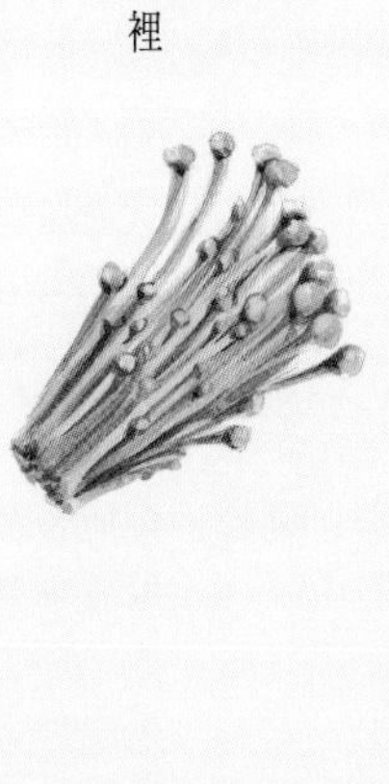

《食用科屬及產地》

金針菇為口蘑科真菌，原產於中國北方，分佈於中國東北、內蒙、浙江、福建、廣東、雲南、四川等地，以及美洲，歐洲及日本。因形似金針而得名，簡稱「金菇」。金絲菇原長於腐朽的樹根上，只能一年一收，現在經人工栽培，在菇舍栽培，不僅顏色變白，而且全年可產。主要產地為日本、台灣、韓國，台灣以瓶栽為主，以台中霧峰、南投埔里、苗栗苑裡為主要產區。

《食材效用》

● 抗疲勞、抗菌消炎，脾胃虛寒的人不宜吃太多

金針菇具有補肝、益腸胃、抗癌的功效，主治肝病、胃腸炎症、潰瘍、癌瘤等症。含有多種肽多糖、賴氨酸及精氨酸，有助長兒童智力發育，肽多糖有提升人體免疫力及抑制癌細胞的生長，經常食用可以抗疲勞、抗菌消炎、降低膽固醇、防治心腦血管疾病。還含有豐富的維他命C、B2、葉酸以及食物纖維，鮮菇適合炒食、煮湯，但維他命B群很容易溶於水，所以烹煮時快速清洗一下。加熱後會產生適當的黏汁，最好不要煮太久。

五味：甘
五性：平
歸經：胃、腎、肝

小寒

SLIGHT COLD

1/5-1/7

陽曆

地黃

REHMANNIA GLUTINOSA

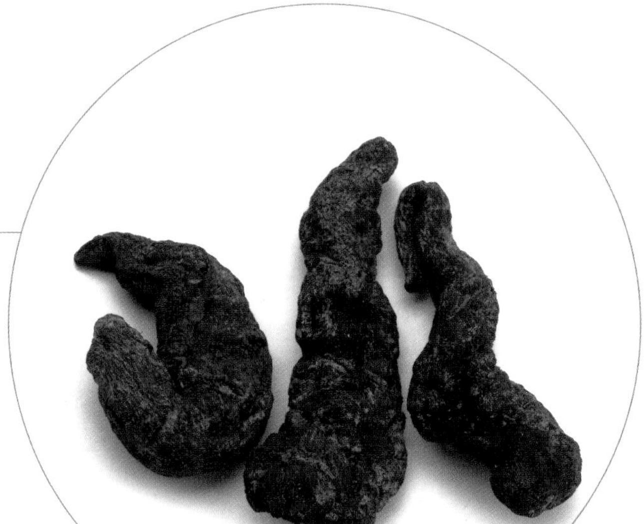

科／玄參科

屬／植物地黃

別名／生地、地髓、懷生地

屬性／生地黃味甘苦性寒，常用於清熱涼血，養陰生津。熟地黃味甘性微溫，常用於滋陰補血，益精填髓。

流行性感冒顛峰期，需注意保暖

小寒，在每年的1月5日至7日間開始，曆書記載：「斗指戊，為小寒，時天氣漸寒，尚未大冷，故為小寒。」意思是說，小寒時天氣依然寒冷，但並不是一年中最冷的時節，如果以國曆來說，「小寒」常常被誤認為是一年的第一個節氣，因為此時是國曆的1月5日。但一年的第一個節氣應該是「立春」，而非「小寒」。由於此時天氣寒冷，冷鋒來襲，是流行性感冒病毒頻繁散佈的時期，因此要注意身體的保暖，盡量少到公共場所，以減少被傳染感冒的機會。

台灣中北部作物，受低溫霜害

古代將小寒分為三候：「一候雁北鄉，二候鵲始巢，三候雉始鴝」，意思是說從小寒開始，天氣開始變的寒冷，台灣中北部作物此時發生低溫霜害的機率也增加，第一候雁北鄉，是說古人認為候鳥中大雁的習性是順陽氣而遷移，此時陽氣已啟動，所以大雁開始啟程返回北方故鄉；鵲為喜鵲，為深受國人喜愛的鳥類，鵲喜陽性，因感受陽氣啟動而開始築巢；第三候「雉鴝」的「鴝」為鳴叫的意思，雉在感陽氣的啟動時，也開始鳴叫。寒為冬季的主氣，小寒又是一年中最冷的季節，寒為陰邪，易傷陽氣；寒性凝滯，主收引。所以小寒時節養生的基本原則不外乎「春夏養陽，秋冬養陰」。冬日萬物斂藏，養生本該順應自然界收藏之勢，收藏陰精，使精氣內聚，以潤五臟。

小寒

地黃

REHMANNIA GLUTINOSA

宜

可以滋補氣血、調理陰陽。

忌

腸胃不適者，不可生用。

藥材特質

科屬及品種：地黃為為玄參科植物地黃的新鮮或乾燥塊根。

產地：廣泛分佈於中國各地，主產於河南、浙江一帶，河北、陝西、甘肅、湖南、湖北、四川、山西等也有出產。以河南所產的最為著名。為栽培品，亦野生於山坡及路邊荒地。

食用療效：依照炮製方法在藥材上分為：鮮地黃、生地黃與熟地黃。鮮生地即採集新鮮，可榨汁用，稱地黃汁；生生地為採集完後曬乾；熟地黃則是與良酒、砂仁拌炒，並經九次蒸曬而得，炮製目的可使地黃的副作用，如味苦、滋膩感、與服用後腸胃不適等情形

《典故》

相傳盤古開天闢地之後，有天、地、人三皇，這三位乃是燧人、伏羲、神農。當時百姓以肉食為主，不食穀物，而神農本性好生惡殺，所以就教人民開墾土地，種

明顯降低。

中醫認為，生地黃味甘苦性寒，歸心肝腎經，常用於清熱涼血，養陰生津。熟地黃味甘性微溫，歸肝腎經，常用於滋陰補血，益精填髓。熟地是補血常用藥，是婦科調經以及胎前產後的常用藥，也是滋陰主藥，特別是滋補肝腎之陰。熟地黃養血溫經、散寒止痛、去瘀通滯，現代研究發現熟地黃能調節免疫，促腎上腺皮質，促性腺，刺激骨髓，促凝血，具有改善腎功能，利尿，強心，降血壓，抑制胃分泌，抗腫瘤，抑制上皮細胞增生，抗氧化，抗衰老等功效。

植百穀維生，百姓才漸漸以穀類為主食，同時還有不少百姓為疾病所苦。於是神農遍嚐百草，辨其良惡藥性，曾經一日中毒七十多次，完全置個人生死於度外，也因此得知若將數種毒草混合，可得調和作用，一共得到兩百六十味藥草，分寒、熱、溫、平四等，以及甘、辛、鹹、苦、淡、酸六味，可治四百多種疾病。據說神農曾因拒絕為眾人之王，便遁入山林，其間有七年沒有吃東西，飢餓難耐之際，就挖地中黃色球形的東西來止飢，吃了之後赫然發現血氣調和，脈息平順，便稱此物為「地黃」；後又得一塊黃色塊狀物，此物能生津止渴，便命名為「黃精」，此二物後來一直被視為極好的中藥材。

《食材功效》

五味 甘

五性 溫

歸經 脾、胃、肺

糯米

Oryza sativa var. glutinosa

彰化、雲林及台南一帶

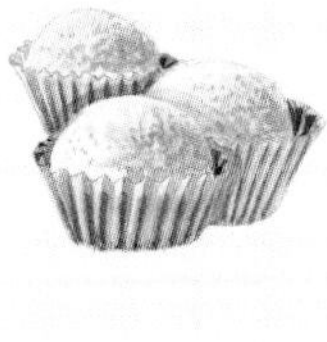

《食用科屬及產地》

糯米為禾本科糯米種子脫殼後所得的米，為水稻的一種。水稻原產亞洲熱帶，在中國已有極長的栽種歷史，因水稻喜愛高溫多雨，在中國栽種主要集中在南方，分佈極廣，台灣有米粒較短的粳糯，又稱圓糯，適合釀酒、製湯圓及紅粿等用途；而細長形的秈糯，又稱長糯則多用在包粽子、作米糕及油飯等，台灣糯米產地以彰化、雲林及台南一帶為主。

《食材效用》

● 可健脾養胃，是溫和的補品

糯米的黏性高，煮熟後米飯較軟，並富黏性，常被製成風味小吃如年糕、湯圓等，營養價值高，富含蛋白質、脂肪、礦物質、維生素B，且有止虛汗、治頻尿、食慾不振、腹脹腹瀉、補中益氣和健脾養胃的功效，是溫和的滋補品。

● 補中益氣、止尿多自汗

中醫認為，糯米性溫味甘，有補中益氣，止尿多自汗等功效，脾肺虛寒者宜食。糯米性溫，多食生熱，易阻塞經絡的氣血，使筋骨痠痛的症狀加重。米的主要成分是澱粉，分為直鏈澱粉和支鏈澱粉；澱粉的組成造成米的性質和外觀的差異，糯米的直鏈澱粉含量少，大部分為支鏈澱粉，所以糯米透明度差，光線穿透率低，呈現濁白色，而且糯米食品宜加熱後食用，冷糯米不但很硬，而且口感差，不易消化。

《食用禁忌》

● 不適合濕熱痰火的體質

但糯米黏性強、多吃易生痰，對濕熱痰火的體質不適合，有發熱、咳嗽、痰黃稠現象的人，或者有黃疸、泌尿系統感染以及胸悶、腹脹等症狀的人，不宜多食。筋骨關節發炎疼痛的人，糯米類食品也應少食或禁食。

《食材功效》

五味 甘酸
五性 寒涼
歸經 肝、胃

洛神花

Hibiscus sabdariffa
台東鹿野鄉、卑南鄉、金峰鄉
太麻里鄉等地

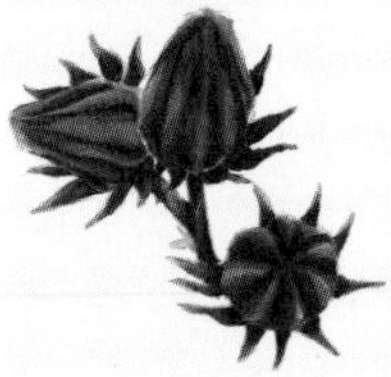

《食用科屬及產地》

洛神花是錦葵科木槿屬一年生草本植物或多年生灌木，生長於熱帶和亞熱帶地區，源自印度，馬來西亞、越南、菲律賓、蘇丹等地皆有種植。二十世紀初由日本人從新加坡引進台灣，全省皆有零星栽培，種植地區有百分之90以上都在台東，其中以鹿野鄉、卑南鄉、金峰鄉和太麻里鄉所種植的洛神花最具盛名。

《食材效用》

● 強壯、利尿、輕瀉的功效

洛神花的利用價值相當高，花、根、種子都可以當成藥用，種子在藥典記載具有強壯、利尿、輕瀉的功效；果萼片則有清熱、解渴、止咳、降血壓等效用。而去子實後新鮮的果萼還含有蘋果酸，可以作為果醬、果汁、果凍、茶包、蜜餞及清涼飲料，加糖發酵可以釀酒；而未熟的果萼可以作為醋的原料或當蔬菜，嫩葉生食或熟食都可以；幹莖有纖維可作為紡織和造紙的用途。

● 台灣洛神花抗氧化能力領先世界

中醫認為，洛神花性寒涼味甘酸，屬於微鹼性食品，入腎經，經消化吸收後可平衡體內酸檢質，其萼片可活絡氣血、清肝醒脾，對腸及子宮頸具抗痙攣的功效對燥熱虛火體質的人皆具療效。而根為強壯劑，種子為緩下、利尿。台灣中山醫學大學研究團隊發現，每日喝2千CC洛神花熱飲，一個月後可調降體內血脂濃度，同時發現皮膚的保水性與紅潤度提高，甚至能減少皮膚皺紋深度。洛神花在墨西哥研究發現，有助降低人體的總膽固醇和三酸甘油酯值，而從洛神花萃取出的花青素、黃酮素和多酚，具有降低膽固醇、降低三酸甘油脂、抑制動脈硬化等功效。洛神花萃取物具麩胱甘肽，可保護肝臟；洛神花多酚酸可抑制癌細胞生長，台灣的洛神花抗氧化能力領先世界上其他品種！小寒時節，不妨來壺熱熱的洛神花茶飲，不僅養顏美容，還能促進健康唷！

大寒

GREAT COLD

1/19-1/21

陽曆

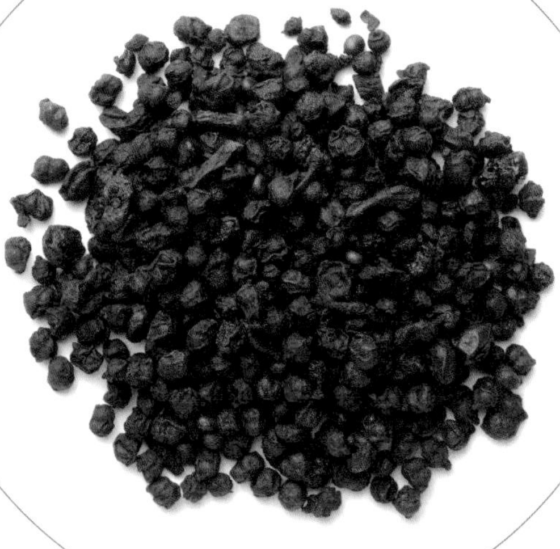

五味子

SCHISANDRA CHINENSIS (TURCZ.) BAILL.

科／木蘭科

屬／多年生，葉木質藤本植物

別名／玄及、五梅子、山花椒

屬性／味酸甘性溫，具有能斂肺滋腎，生津斂汗，澀精止瀉，寧心安神的功效

大寒當天的天氣，可預知農業收成

大寒，在每年的1月19日至21日開始，曆書記載：「小寒後十五日，斗指癸為大寒，時大栗烈已極，故名大寒也。」意思是說，大寒是冬季的最後一個節氣，同時也是一年中最為寒冷的一天，比小寒時節還要冷，所以才叫做大寒。「大寒」當天的天氣，是農業社會的重要指標，如果當天吹北風，並且讓天氣變得寒冷，就表示來年會豐收；相反的，如果當天是吹南風，而且天氣暖和，則代表來年作物會歉收；如果當天下起雨，表示來年的天氣可能會異常，也會影響到作物的生長。現代雖然非以農業為重心，但仍有「大寒不寒，春分不暖」的說法，認為大寒這一天如果不冷，那麼寒冷的天氣就會向後延，來年的春分，天氣就會十分寒冷。

養生需避免工作勞累、不在溫差較大的環境工作

古代將大寒分為三候：「一候雞乳；二候征鳥厲疾；三候水澤腹堅。」意思是說到大寒時節，母雞開始孵小雞；而征鳥是指兇猛又具攻擊性的鳥類，狀似老鷹，卻正處於捕食能力最佳的狀態，盤旋於空中到處找食物，以補充身體的能量抵禦嚴寒；在一年的最後五天內，水裡的冰一直凍到水中央，形成又硬又厚的冰塊。大寒時節要預防顏面神經麻痹的發生，冬季

天氣寒冷，突發顏面神經麻痺的人不少，一方面因為寒風長時間直吹面部，面部遇冷刺激引起局部血管痙攣，另一方面因為過度勞累、病毒感冒等使面神經腫脹、受損而引起顏面神經麻痺。中醫認為顏面神經麻痺的原因多為人體正氣不足、經脈空虛、風邪挾痰，乘虛入面陽明少陽脈絡，導致氣血痹阻，筋脈失養，而發生口眼歪斜的情況，養生建議在大寒節氣，避免工作上的勞累，或身體免疫力低下時候，避免在溫差較大的環境下活動，以免衛氣不及，使風邪夾痰伺機入侵經脈，導致顏面神經出現問題。

大寒

五味子

SCHISANDRA CHINENSIS (TURCZ.) BAILL.

宜

斂肺生津、止汗止瀉、寧心安神。

忌

受風寒、身體大熱或咳嗽初起、麻疹初發者禁服。

藥材特質

科屬及品種：五味子為木蘭科多年生，葉木質藤本植物五味子或華中五味子的成熟果實。前者習稱為「北五味子」，後者習稱為「南五味子」。北五味子主要出產於中國吉林、遼寧、黑龍江、河北等。南五味子主要出產於中國湖北、河南、陝西、山西、甘肅、四川等。

食用功效：中醫認為五味子味酸甘性溫，歸肺心腎經，具有能斂肺滋腎，生津斂汗，澀精止瀉，寧心安神的功效。《神農本草經》列為上品，其皮肉甘酸，核辛苦，全果都有鹹味，五味皆有，故名五味子。其性溫不燥。古人認為，五味子為五行之精，常服能返老還童，延年益壽。葛洪《抱朴子》中記載一位淮南公服用五味子十六年，其面色如同玉女，入水不粘，入火不灼，雖有誇大之嫌，但也說明民間認為本品有強壯、美容的作用。五味子主要成分為五味子素等，其藥理作用有護肝解毒、止咳祛痰、興奮與抑制中樞神經系統，促進二者的平衡，改善人的智力活動，提高工作能力，有利於神經衰弱的恢復、有顯著升壓作用、可增強機體免疫功能。

由此可見，五味子為「保肺滋腎要藥」，對於保養不僅能保肝、養心、顧肺、滋腎，更有延年益壽的功效。平時可以泡茶入菜，或者直接研粉吞服皆可。

薑黃

Curcuma longa

台東縣、雲林縣、南投縣

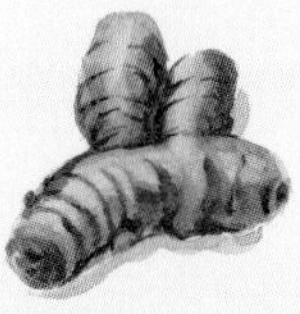

《食用科屬及產地》

薑黃為薑科薑黃屬植物薑黃的地下塊莖，原產地在南亞，印度是主要的薑黃生產國，而其他的生產國包括中國、海地、印尼、牙買加、馬來西亞、巴勒斯坦、秘魯、斯里蘭卡和越南。台灣在台東縣、雲林縣、南投縣等地均有種植。

薑黃分為三種品種，秋鬱金、春鬱金及紫鬱金，差別在於薑黃素及精油含量，新鮮的薑黃口感鬆脆，有薑味和柑橘香，嚐起來有種土地芬芳及柑橘味；乾燥的薑黃有一種木質香氣，隱隱帶有花香，由於薑黃是安全性植物染料，所以自古當成天然色素使用。

《食材效用》

● 治療風濕、肌肉關節痠痛等症狀

中醫主要用薑黃素來治療風濕、肌肉關節酸痛，包括頸、肩、臂酸痛，及肩周關節炎、跌打損傷疼痛、月經疼痛、和腹部腫塊等，其主要有效成分有三種，合稱為類薑黃素，其中薑黃素具有最強的生理活性及其功效。

● **抑制腫瘤細胞增長，也具抗氧化作用**

中醫學認為，薑黃味辛苦性溫，歸肝脾經，薑黃塊根有行氣解鬱、破瘀、利膽退黃、通經等功效。薑黃能增加膽汁分泌，促使膽囊收縮，並有鎮痛作用；根莖可用於治療血瘀經閉、胸腹腫塊、腹痛、跌打損傷等症；薑黃中的薑黃素可抑制腫瘤細胞增長，也具抗氧化功用；薑黃素及揮發油對金黃葡萄球菌有抗菌作用。

● **加速傷口癒合、減少疤痕形成**

薑黃素並可加速皮膚傷口癒合，減少疤痕形成。不過血虛無氣滯血瘀者忌服，因為過食薑黃會令火氣大、容易口乾舌燥、身體發熱和便秘，所以尿黃的人要適量服用，同時薑黃有刺激、興奮子宮的作用，孕婦不宜大量食用。

八角

Illicium verum

南投縣竹山鎮

《食用科屬及產地》

八角是木蘭藤目八角茴香科八角屬植物八角茴香的木質果實，生於氣候溫暖潮濕、土壤疏鬆的山地，中國是八角的主要生產國與出口國，生產分佈於廣西、雲南與廣東，越南為世界第二大生產國。

《食材效用》

● 驅風去寒，治療感冒

台灣八角生長於低中海拔之闊葉林中，使用部分為乾燥成熟果實，聚合果呈星狀的八角形，主要成分是茴香油、茴香烯，能夠刺激胃腸血管，排除積氣、驅風散寒、改善食慾不振、嘔吐、治療感冒、去痰止咳等，對風濕痛、腳氣病和肝病也有一定的療效。

● 促進消化液分泌，刺激腸胃蠕動

中醫認為，八角性甘味溫，可溫陽，散寒，理氣，主治中寒嘔逆，寒疝腹痛，腎虛腰痛，主一切冷氣及諸疝療痛。體質偏寒的人在小寒時

五味：甘辛
五性：溫
歸經：脾、腎

節，可以多吃八角來增強體質。八角是八角樹的果實，學名叫八角茴香，為常用調料。八角能除肉中臭氣，使之重新添香，故又名茴香，其顏色紫褐，呈八角，形狀似星，有甜味和強烈的芳香氣味，香氣來自其中的揮發性的茴香醛。八角主要成分是茴香油，能刺激胃腸神經血管，促進消化液分泌，增加胃腸蠕動，有健胃、行氣的功效，助於緩解痙攣、減輕疼痛。所以在大寒時節，偏寒體質的人可以多服用八角，以達溫中散寒，暖胃止痛的效果。

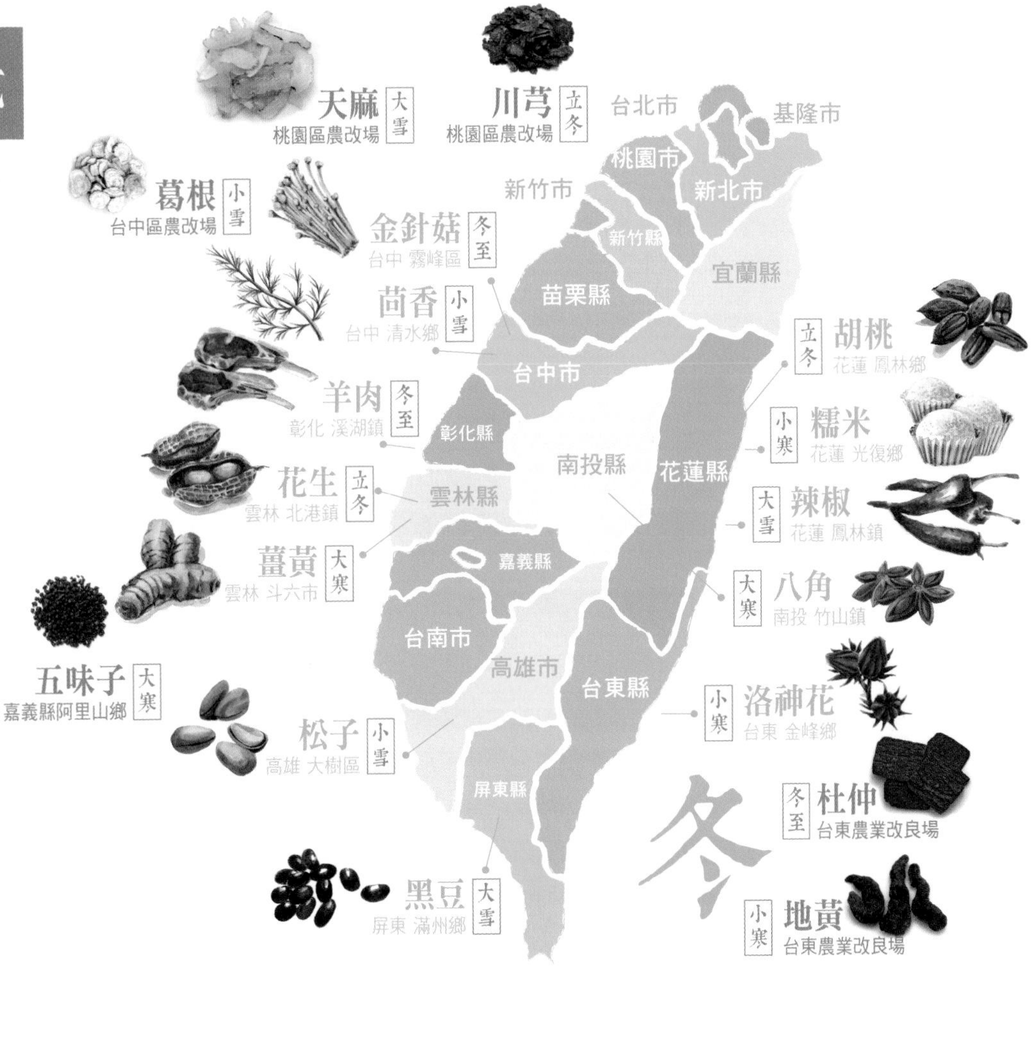
天麻 大雪
桃園區農改場
川芎 立冬
桃園區農改場
台北市
基隆市
桃園市
新北市
新竹市
葛根 小雪
台中區農改場
金針菇 冬至
台中 霧峰區
新竹縣
宜蘭縣
茴香 小雪
台中 清水鄉
苗栗縣
胡桃 立冬
花蓮 鳳林鄉
台中市
羊肉 冬至
彰化 溪湖鎮
糯米 小寒
花蓮 光復鄉
彰化縣
南投縣
花蓮縣
花生 立冬
雲林 北港鎮
雲林縣
辣椒 大雪
花蓮 鳳林鎮
薑黃 大寒
雲林 斗六市
嘉義縣
八角 大寒
南投 竹山鎮
台南市
五味子 大寒
嘉義縣阿里山鄉
高雄市
台東縣
洛神花 小寒
台東 金峰鄉
松子 小雪
高雄 大樹區
屏東縣
杜仲 冬至
台東農業改良場
冬
黑豆 大雪
屏東 滿州鄉
地黃 小寒
台東農業改良場

▲冬天食材環島地圖

參

CHAPTER

穴位按摩養生法，
春夏秋冬都健康

立春

SPRING BEGINS

2/3-2/5

陽曆

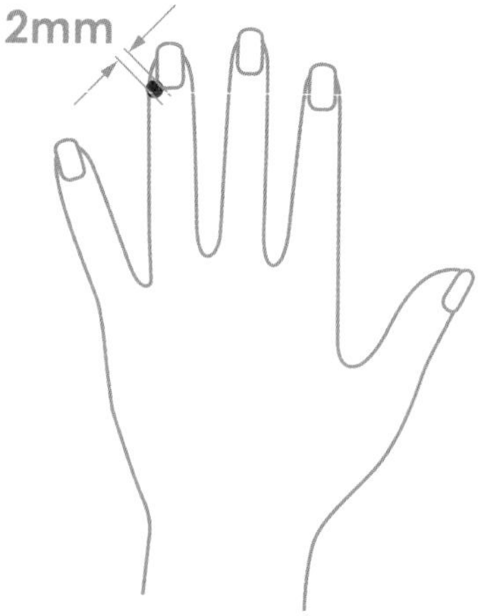

關衝穴

定位／無名指尺側指甲根角旁 0.1寸

主治／頭痛、暑症、心煩、耳鳴、耳聾、咽喉炎等

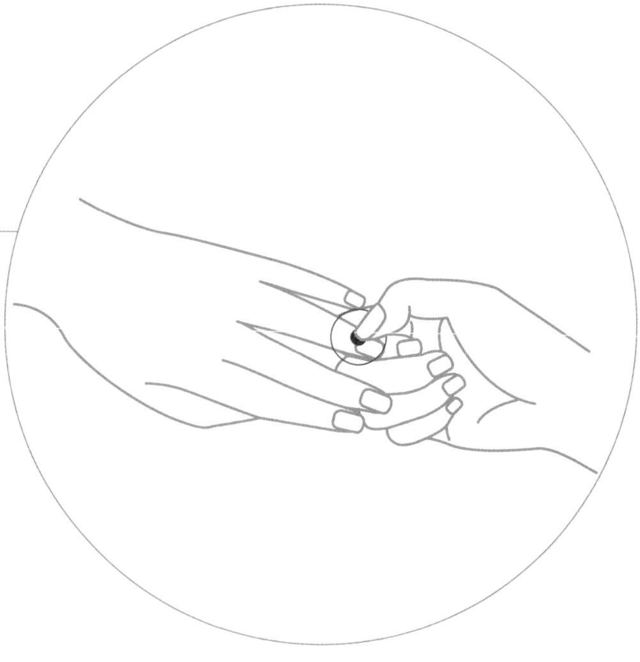

春天開始了，養肝為養生重點

按照大自然的屬性，春屬木，與肝相應，因此在立春的補養五臟應以養肝為優先。而肝的調養，有個很重要的原則，就是先清後補。清肝的方式，可以透過體內的三焦經絡進行排毒功能來達成。三焦，是中醫理論的名詞，包括上焦、中焦、下焦。上焦為心與肺，中焦為肝、膽、脾、胃，下焦為腎與大小腸、膀胱，類似我們整個臟腑的大容器一般，是運化人體元氣的器官，主宰全身上下的氣血與能量分配。

調節氣血的三焦經脈

手少陽三焦經的經脈走向，由手的無名指尖端「關衝穴」開始，沿著手的背面往上走到頭部。在手指的指尖有一穴位對應三焦，為三焦經之井穴，井穴就是身體與外界溝通的入口，《黃帝內經・靈樞篇》將井穴比喻為水之源頭，是人體精力的來源，對於調節臟腑、氣血、經脈非常重要。

按摩關衝穴來舒緩鬱悶的肝氣

立春時節，是人體體內臟腑經絡運行發展的最佳時節，也是最容易肝氣鬱結、甚至肝火上炎的時節，此時可以利用三焦經的「關衝穴」疏泄多餘的肝火，舒緩鬱悶的肝氣，恢復身體的輕鬆自在。如果有頭痛、耳鳴、咽喉疼痛等症狀發生時，也可以透過三焦經的關衝穴緩解症狀。「關衝穴」位於無名指指甲根部，靠近小指這一邊，按摩時，通常以另一隻手的拇指及食指夾住穴位揉按，我們可以在立春時節，每天揉按手指的「關衝穴」三分鐘，來保健身體，便能讓我們的三焦經更通暢，身體也更健康唷！

穴位按摩養生筆記

雨水

THE RAINS

2/18-2/20

陽曆

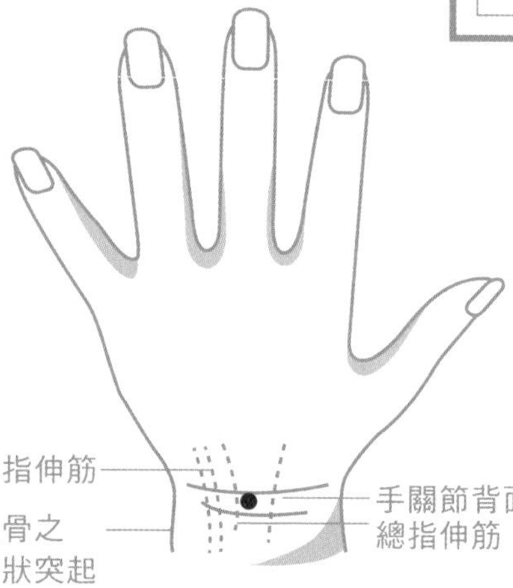

陽池穴

定位／手腕背部橫紋中

主治／手腕痛、肩背疼痛、喉嚨痛、四肢易冰冷

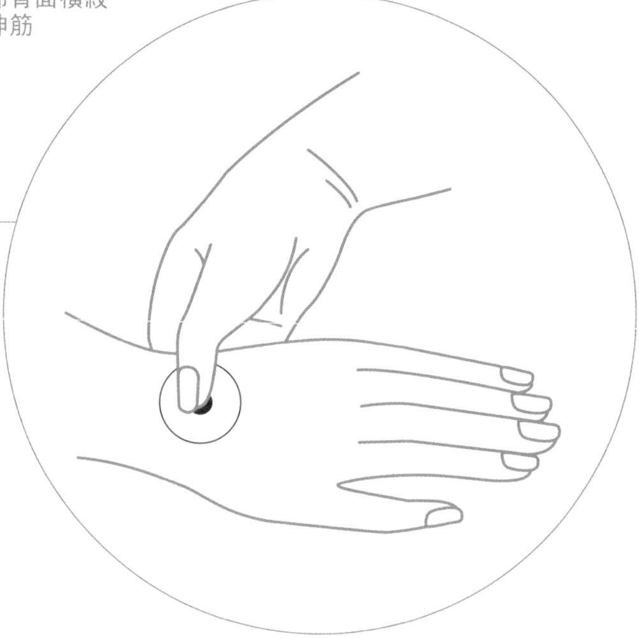

利用三焦經，幫助身體排除多餘水分

雨水時節，不僅代表雨量增多，也代表春天的腳步近了，此時人體在雨水長期滋潤下，往往出現身體有黏膩感、關節痠痛、食慾不振、皮膚起疹等濕盛的症狀。中醫認為，春屬木，因為春季萬物生發，與木的生長相類似；而人體五臟之中，肝也屬木，因肝喜調達，與木的特性也相類似，因此春季宜養肝。而在雨水時節，利用三焦經排濕氣的特性，幫助身體健脾燥濕，更能將身體多餘的水分排除呢！

按摩陽池穴，一整年都不生病

在雨水時節可以多按摩「陽池穴」養生。陽池穴位於手腕背部正中，找穴位時，手心向下，由第三指和第四指指間往手腕的方向沿伸到手腕正中的凹陷處，就是陽池穴。平時自我保健時，以按壓左手陽池穴為例，左手手心及四指朝下，右手輕握左手手腕處，以右手大拇指按壓穴位，按壓時須配合呼吸，吐氣時按，吸氣時放，至少持續一分鐘，然後再換另一手，每日早、晚各做一次。

手腳容易冰冷，按摩陽池穴提升免疫力

三焦經絡的調理，可以選取手腕附近的穴位進行按摩，「陽池穴」位

於手背陽氣所匯聚的中心點，對於平時容易手腳冰冷，血液循環較差的人，不僅可以溫暖雙手，也可以迅速暢通血脈，調節五臟六腑，使全身溫暖，幫助人體在氣候多變的雨水時節，提升身體的能量與免疫力！

穴位按摩養生筆記

驚蟄

INSECTS AWAKEN

3/5-3/7

陽曆

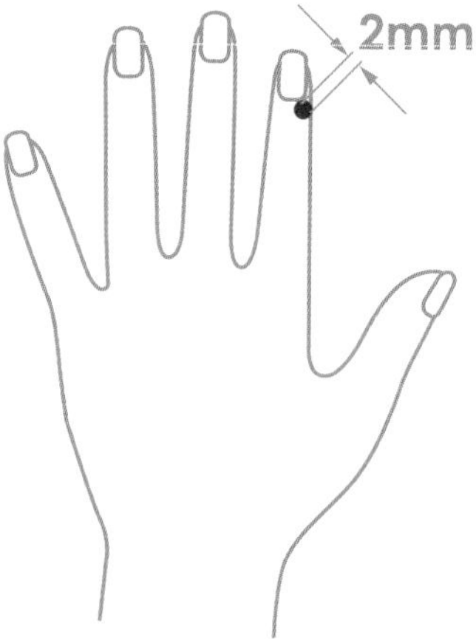

商陽穴

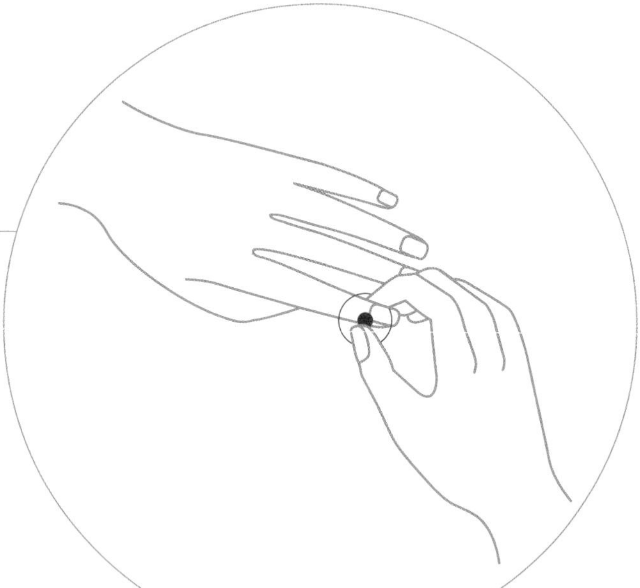

定位／食指末端，靠近大姆指側

主治／頭痛、流鼻血、口乾、咽喉腫痛、肩部疼痛

按揉商陽穴，避免感染流行性感冒

驚蟄時節，隨著氣溫逐漸升高，人體表皮的毛細孔也逐漸張開，中醫認為，「肺主皮毛，開竅於鼻」，意思是說外來的熱邪之毒，從人體口鼻進入後，首先侵犯肺部，而「肺與大腸相表裡」，要調理在驚蟄時節特別容易感染的流行性感冒，可以透過手陽明大腸經的調理。相表裡的意思，就是體內的廢物透過大腸經絡排除，而與體外相通的肺氣相連，肺的呼吸與二氧化碳的氣體交換，會影響大腸的通調功能，也就是肺氣在裡屬陰，大腸在表屬陽，兩者互相影響。

中風昏迷時，可按壓商陽穴急救

手陽明大腸經，起於商陽穴，止於迎香穴，循行方向由手的食指末端沿著食指往上到對側鼻翼，接足陽明胃經。食指的「商陽穴」為大腸經之井穴，對於調節耳鳴、耳聾、牙痛、咽喉腫痛、胸滿、喘咳、手指麻木有相當重要的作用，甚至中風、昏迷時，為急救穴之一。「商陽穴」位於食指指甲根部，靠近大拇指這一邊，按摩時，通常以另一隻手的拇指及食指夾住穴位揉按，每天揉按三分鐘，便能讓我們的大腸經通暢，提升身體的免疫力唷！

春分

VERNAL EQUINOX

3/20-3/22

陽曆

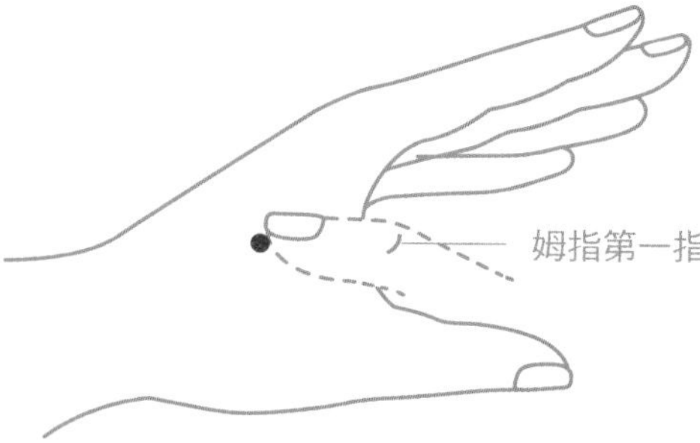

合谷穴

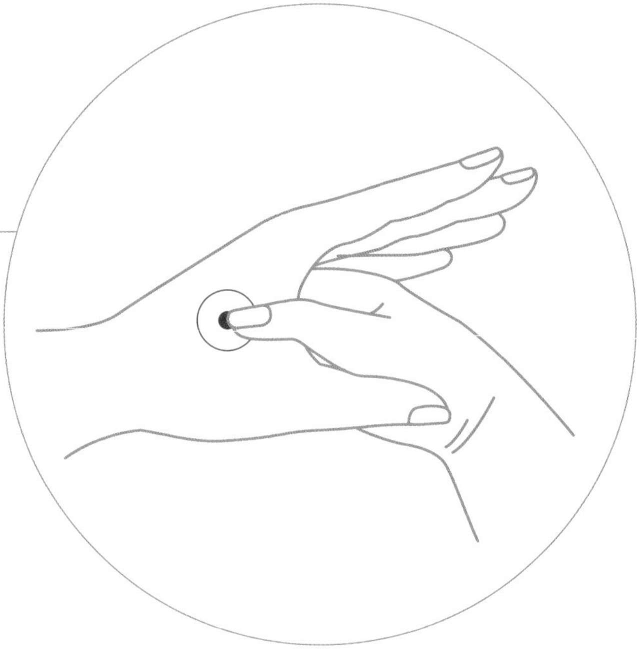

定位／左手虎口處，第一、二掌骨間

主治／感冒、氣喘、胃腸不適

按揉合谷穴，提高免疫力

體質較寒的人在春分時節可以多按摩「合谷穴」來養生。合谷穴能提高身體免疫力，幫助身體提神補氣，俗稱「長壽穴」。我們可以先用右手拍打左手腕的合谷穴，它就在左手虎口處，於第一、二掌骨間，兩骨相合、形狀如山谷的地方，拍打至少一分鐘，接著再拍打右手的合谷穴一分鐘，每日早、晚各一次。

幫助手腳冰冷、血液循環較差的人

中醫理論認為合谷穴為大腸經的原穴，也就是大腸經原氣停留停止之處，經常按摩刺激合谷穴，對於平時容易手腳冰冷、血液循環較差的人，不僅可以溫暖雙手，也能調節五臟六腑，而且合谷穴是全身反應極大的刺激點，透過拍打手上的穴位，對容易感冒、氣喘、胃腸不適症狀均有幫助。

清明

CLEAR AND BRIGHT

4/4-4/6

陽曆

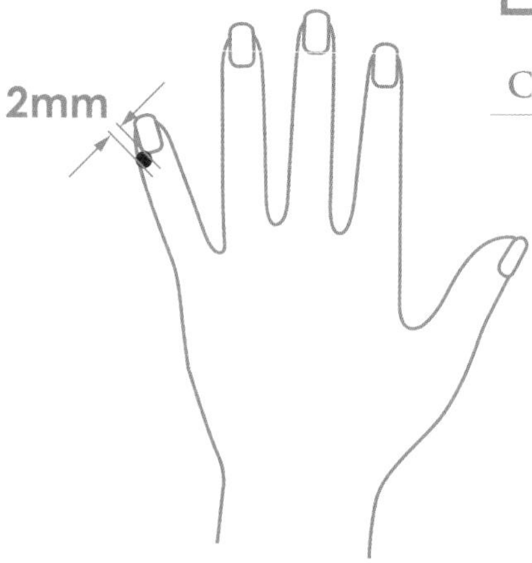

少澤穴

定位／小指靠外側指甲根部

主治／乳腺炎、乳汁分泌不足、
頭痛、目腫、咽喉腫痛。

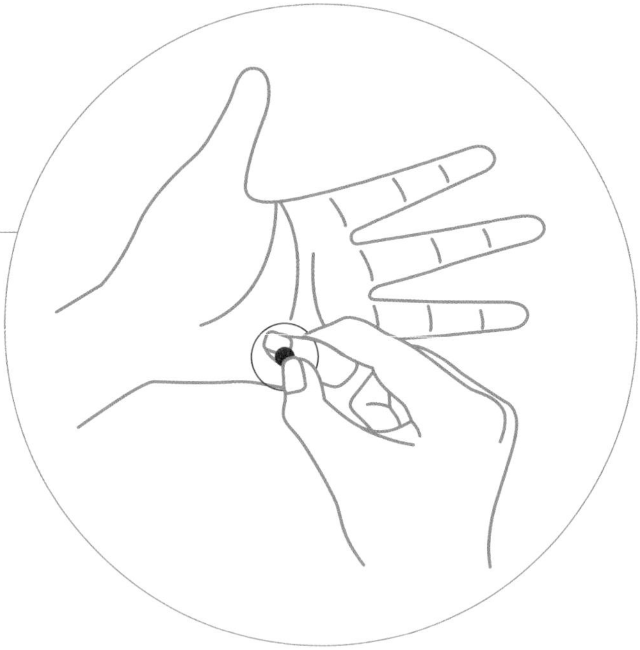

治療面部疾症，首重小腸經保健

手太陽小腸經起於少澤穴，止於耳朵前方，因此小腸經也與頭面部的症狀，如眼睛不適、耳朵重聽、咽喉腫痛、肩部麻痺等相關，我們可以在清明時節，多按壓小指的「少澤穴」，來保健身體。

按壓少澤穴，調整自律神經和內分泌

小指的「少澤穴」為小腸經之井穴，對於乳腺炎、乳汁分泌不足、頭痛、目腫、咽喉腫痛等症狀有改善的作用。少澤穴位於小指靠外側指甲根部，按壓時可以以右手的拇指及食指，捏住左手小指兩側，力道輕而重，反覆多次，可以調整自律神經及內分泌，進而安定身心來休養生息，同時也有放鬆身心，順暢血液循環的效果，良好的血液循環不但是健康與美麗的關鍵，更能有效改善胸悶心悸的現象。

每天早上按少澤穴一分鐘，提升免疫力

我們可以將拇指指端和食指圈成圓形，掐住小指指甲兩側的部位，以逐漸用力的力道施壓，如果小指指頭感覺疼痛感時，立即鬆開，再繼續施作，掐住的時間要短，間隔數秒時間再繼續。清明時節，每天早上掐一分鐘，便能讓小腸經通暢，免疫力提升唷！

穀雨

GRAIN RAIN

4/19-4/21

陽曆

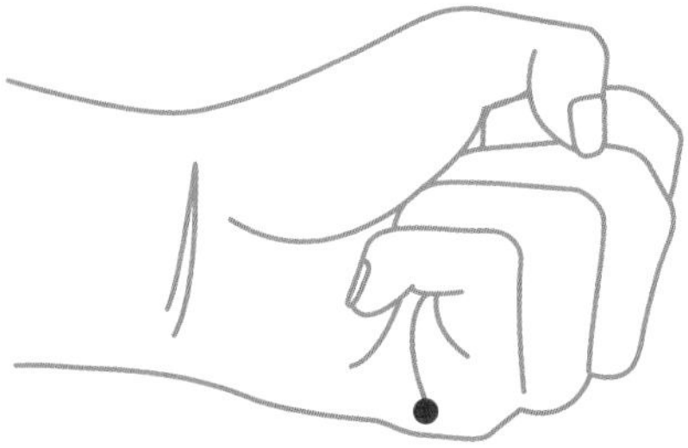

後溪穴

定位／小指外側，第五掌指關節處。

主治／頭痛、目赤、耳鳴、耳聾、喉痹、舌強

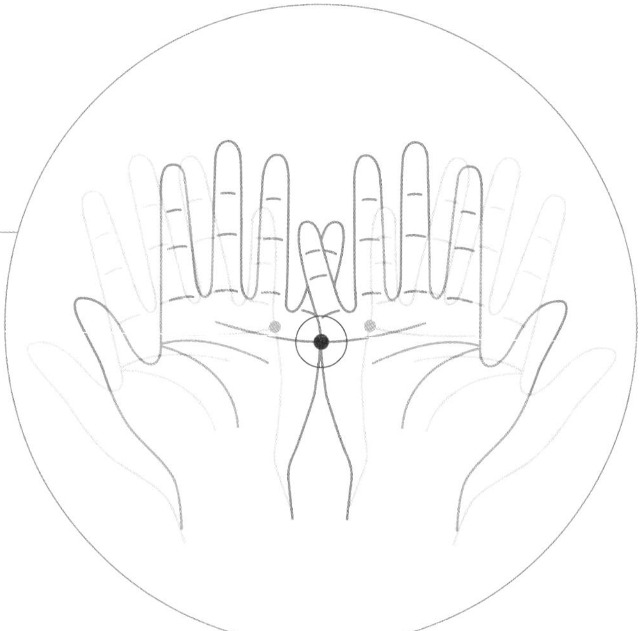

調理小腸經絡，可去除體內寒氣

要去除體內的寒氣，可以透過小腸經絡的調理，進行水濕代謝。「後溪穴」是小腸經上穴位，在穀雨時節可以多按摩「後溪穴」養生。「後溪穴」位於小指第五掌指關節處，找穴位時，通常會將手握拳，在第五掌指關節後的橫紋頭處即為此穴。這個穴也是奇經八脈的交會穴，能通督脈，瀉心火、壯陽氣、調頸椎、利眼目、正脊柱。

按摩後溪穴，舒緩眼睛痠澀、肩頸僵硬

所以臨床上如果我們經常需要長期久坐辦公室前，或經常使用電腦，容易感覺眼睛痠澀、肩頸僵硬時，可以透過按摩「後溪穴」，來感受一下眼清目明，肩背舒緩的感覺。按摩這個穴位還有一個很特別又簡單的方法，當我們坐在桌子前時，把雙手「後溪穴」的部位放在桌沿上，用腕關節帶動雙手，輕鬆地來回滾動，即可達到刺激效果。大家可以試著在穀雨時節，天天刺激「後溪穴」一分鐘，經年累月的保養後，會覺得眼睛不再酸澀，腰背肩頸的壓力也會減緩許多唷！

立夏

SUMMER BEGINS

5/5-5/7

陽曆

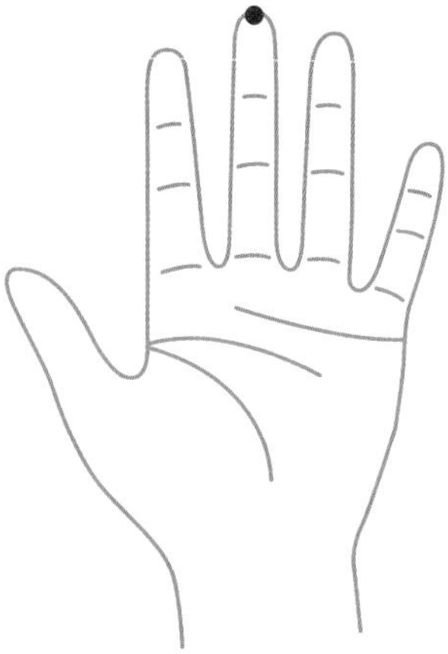

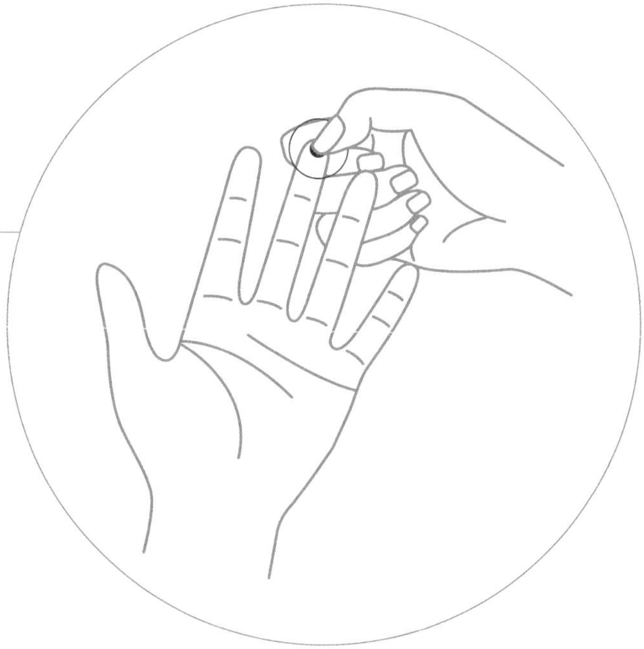

中衝穴

定位／中指橈側指甲角旁約 0.1 寸

主治／緩解心痛、胸悶、熱病、心煩、喘咳

按壓中指的中衝穴，保健心臟

心臟外有一層膜保護心臟，此膜為心包，能使心臟功能正常運轉。心包經與胸部很多症狀相關，如心悸、胸悶、胸痛、手掌心發熱、手麻、抽筋等，所以我們可以在立夏時節，多按壓中指的「中衝穴」，來保健身體。

掐中衝穴一分鐘，改善身體老化現象

中指的「中衝穴」為心包經之井穴，對於緩解心痛、胸滿、熱病、心煩、喘咳等有幫助，同時也是中風、昏迷時急救穴之一。中衝穴位於中指橈側指甲角旁約0.1寸處，中醫認為這個穴位好比來自體內心包經的高熱之氣，透過此穴散出體表後，熱氣會急速降溫散熱，使體內多餘的內熱散出，按摩時，通常以一隻手的拇指掐住另一手中指的尖端，每次掐一分鐘，經常按摩中衝穴有助於促進腦部血液循環，並釋放出乙醯膽鹼，幫助增強記憶力，使身體恢復神清氣爽，同時能幫助改善身體老化現象唷！

小滿

GRAIN BUDS

5/20-5/22

陽曆

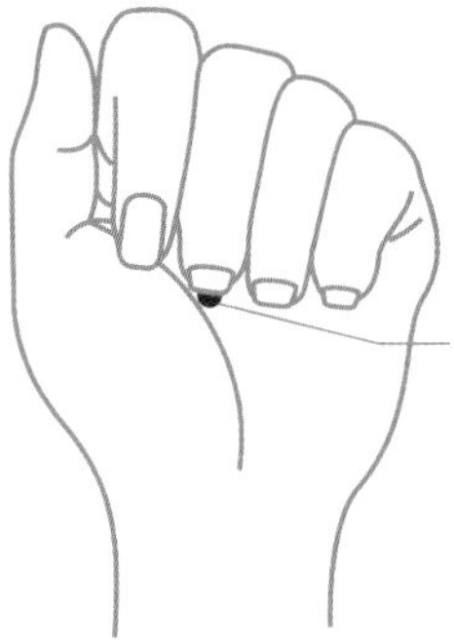

勞宮穴

定位／手掌中央偏上方處

主治／心痛、中風昏迷、腦血管意外、情緒不穩

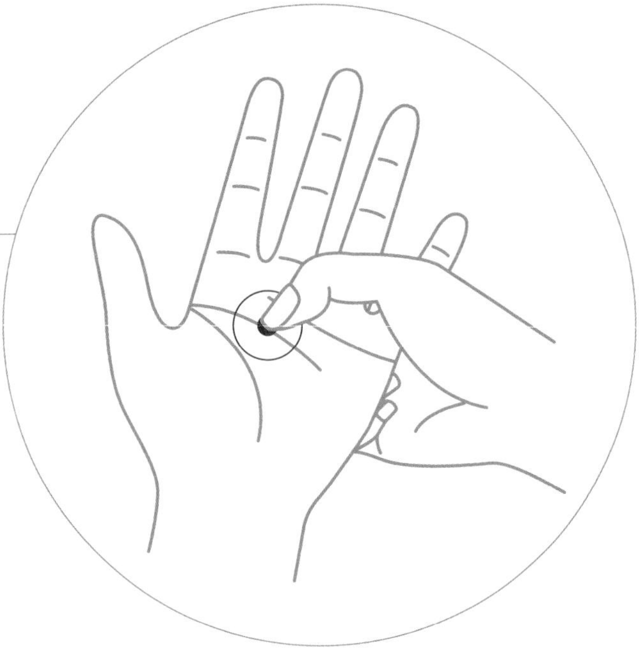

天氣開始悶熱，首重消除身體濕氣

小滿是天氣悶熱、雨水也多的季節，這樣的溼氣容易影響人體健康，導致身體風溼病、腳氣水腫、肥胖等症狀，小滿的溼氣才剛開始，就應該趕快消除體內的溼氣，避免過多的水分累積在身上時，就不好排除了。

工作壓力大時按壓勞宮穴，舒緩身心

心包經的功用，可以順暢心周的運行，幫助排除多餘的水分，並維持心臟正常運轉。在小滿時節可以多按摩「勞宮穴」養生。勞宮穴位於手掌中央偏上方處，找穴位時掌心朝上，握拳，以中指屈向掌心，指尖所到之處即為此穴。穴位位於第三、四掌骨間直上，中醫認為勞宮穴是氣功的出入穴，所謂的「掌風」指的就是由本穴出入的氣。平時自我保健時，可以拇指指腹點按另一手手掌心的位置，點按時力道較強，而且施力是由輕而重施力，輕緩地點按後，輕鬆抬放。經常按壓可以促進血清素分泌，進而使情緒恢復穩定，讓身體舒壓，也可以兩手掌相對互相摩擦搓揉，至產生微熱感，特別是因為工作繁忙，情緒起伏較大時，試試按壓手心的勞宮穴，就會有舒緩身心的效果。

芒種

GRAIN IN EAR

6/5-6/7

陽曆

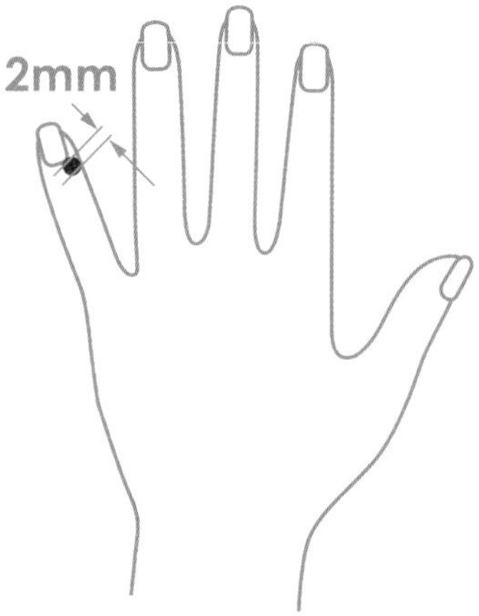

少衝穴

定位／小指靠近拇指側的指甲旁

主治／調節心悸和心痛、胸悶、咽乾、手指麻，調整自律神經和內分泌

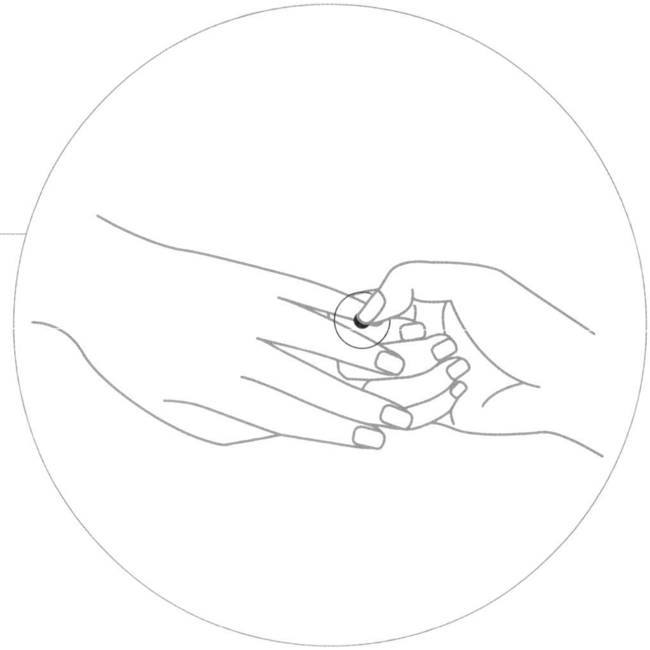

養生重點在於多做運動，按摩心經穴道

芒種節氣因為濕氣大增，使人體特別感覺懶散，不但體熱及汗液不易排除，也經常感覺四肢倦怠、有氣無力。此時養生保健的重點在於多做運動，以利氣血循環的運作，同時別因為天氣燥熱而過貪食冷飲，一方面此時蚊蟲大量滋生，容易傳染各種疾病，而且傷了脾胃也容易影響人體健康。芒種時節，可以多按摩心經的穴道，增強心氣，及全身的氣血循環。

心悸時按壓少衝穴，調整自律神經

手少陰心經，主要反映在身體虛弱的情況，走向是從腋下開始，到到手的小指端，與心痛、口乾口渴、手疫手麻等症狀相關。我們可以在芒種時節，多按壓小指的「少衝穴」，來保健身體。

小指的「少衝穴」為心經之井穴，對於調節心痛、胸悶、咽乾、手指麻等有相當的作用。少衝穴位於小指靠拇指側的指甲旁，在心悸情況剛發生時，我們可以先試著按壓此穴，按壓時可以右手的拇指及食指，捏住左手小指兩側，力道輕而重，反覆多次，可以調整自律神經及內分泌，進而安定身心來休養生息。

夏至

SUMMER SOLSTICE

6/21-6/22

陽曆

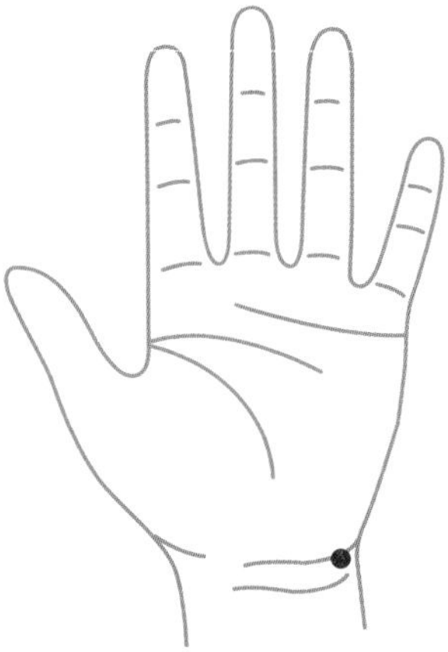

神門穴

定位／手腕內側腕橫紋下一橫指

主治／心火引起的腸胃不適、神經系統疾病、失眠

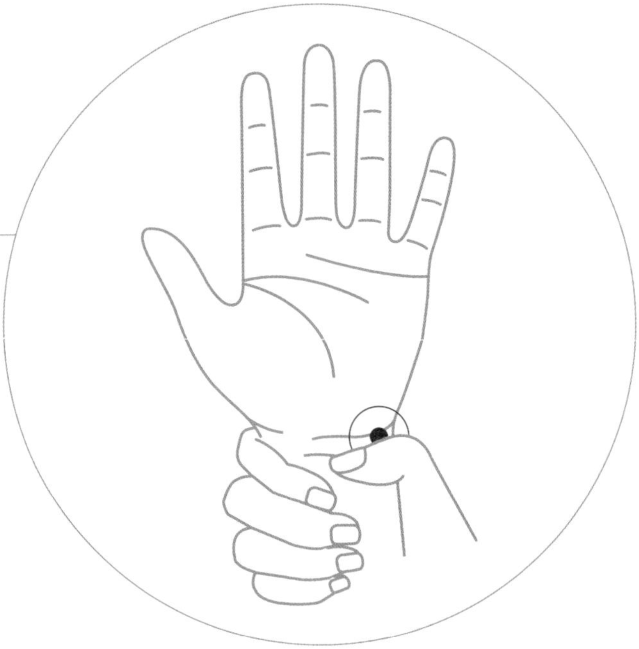

暑熱正盛，是排除體內寒氣的最好時機

中醫有個觀點叫「冬病夏治」。「冬病」就是在冬天易發的病，易發人群多為寒性體質，中醫稱陽氣不足，也就是自身能量不夠，產熱不足，寒從內生。這樣的人即使在盛夏，睡覺也要蓋著被子，穿著襪子。為什麼冬病要夏治呢？是因為冬病患者本身體質就偏於虛寒，再加上冬天環境也是寒冰一片，兩寒夾擊，便毫無解凍的可能。所以在冬天治寒症，就像是雨天裡晾衣服，是很困難的。在芒種時陽氣正盛，外界是暑熱驕陽，裡面是心火正盛，這時積寒躲在後背的膀胱經和關節處，最易被趕出來，所以此時是可以利用充足的陽氣，來排除體內寒濕的最好時機。

經常按壓神門穴，可預防失眠疾病

在夏至時節可以多按摩「神門穴」養生。順著小拇指指骨往下滑到手腕橫紋相交處，此處有個凹陷點，就是神門穴，神門穴是人體各部位傳輸氣血的重要穴位，按摩神門穴可以刺激自律神經，幫助血壓回到正常數值，對於心火引起的腸胃不適和神經系統疾病也有很好的幫助，現代人生活工作壓力越來越大，常常受到失眠的困擾，經常按壓神門穴，也可以寧心安神，幫助提高睡眠品質，降低因失眠引起其他疾病的機率，並在繁忙的生活中，得到放鬆紓壓，恢復健康。

小暑

SLIGHT HEAT

7/6-7/8

陽曆

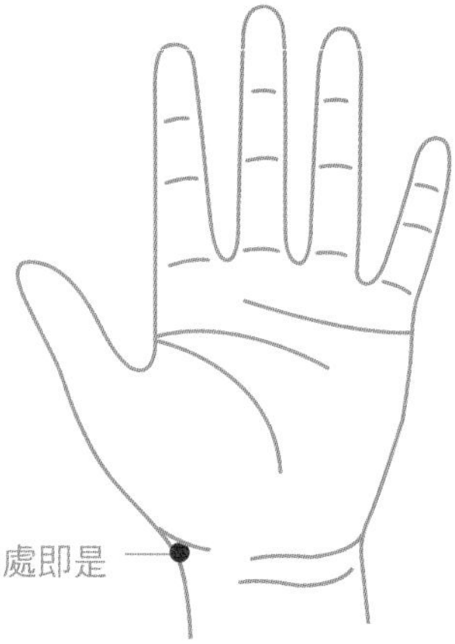

太淵穴

定位／手腕橫紋以上、拇指大魚際以下

主治／預防咳嗽、胸悶逆氣、嘔吐、氣喘、咯血、多痰

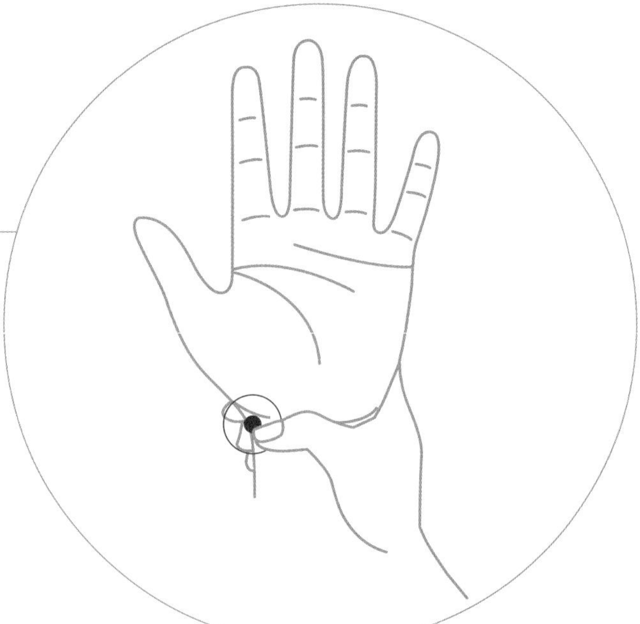

在秋天來臨以前，去除身體寒氣

每年小暑以後，天氣愈發炎熱。大量出汗會引起體內水和電解質的流失，加上夏季晝長夜短，經常熬夜睡眠不足，易引起肝臟血流相對不足，而現代人運動量不足，小暑時再喝冰冷的飲料，然後整日在空調裡工作，便形成「陳寒未去，又添新寒」。由於寒氣會沉積，身體被寒氣侵襲的地方，易形成氣血瘀阻，也就是「寒凝血滯」。若寒氣停留在關節，就會產生疼痛；停留在五臟六腑，就易產生腫瘤；停留在筋骨，就會使氣血不暢通，不但四肢冰冷，也常會有手腳發麻的症狀出現。所以倘若不在夏日去除寒氣，等到秋風一起，天氣變冷，寒氣會更難去除。

治療咳嗽，可按揉太淵穴

在小暑時節可以多按壓太淵穴養生。太淵穴位於大拇指往手腕的方向，有一個凹陷處，就是太淵穴，也就是脈膊跳動的地方。按摩太淵穴可以預防呼吸系統的症狀，如咳嗽、胸悶、氣喘、痰多等，也可以治療臉部的症狀，如習慣性流鼻血、口乾等。現代空氣污染嚴重，經常按摩太淵穴，只要輕輕按摩、感覺痠脹就可以保養肺臟。

大暑

GREAT HEAT

7/22-7/24

陽曆

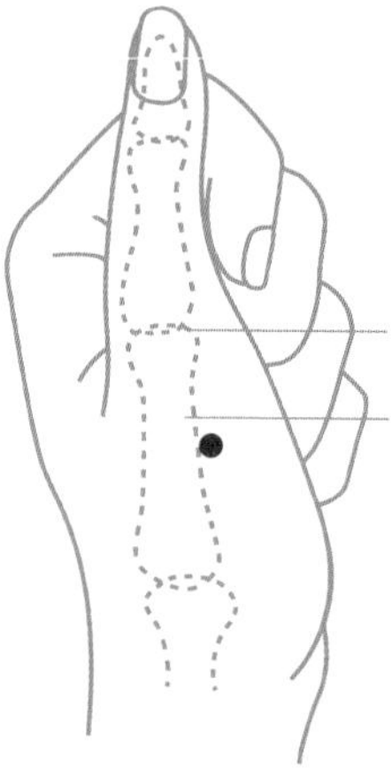

魚際穴

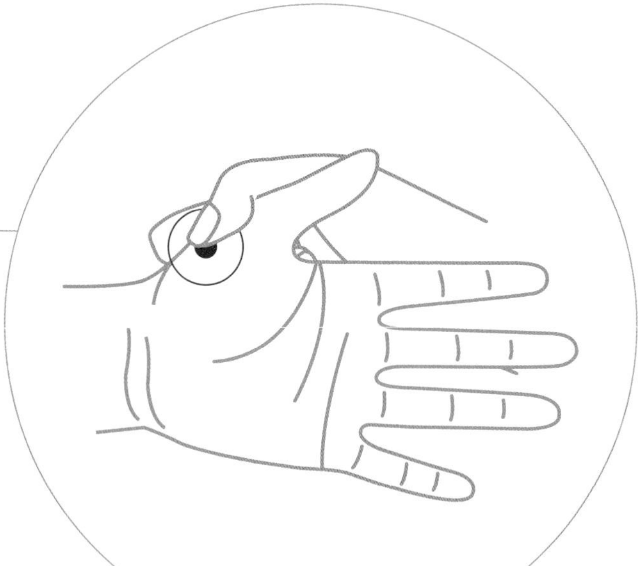

定位／大拇指下方，手心與手背交接處

主治／幫助心臟活動、深呼吸，促進臉部肌膚的血液循環

容易經痛的女性，禁食冷飲

在大暑時節大地所受的日照最多，高溫天氣最集中，光、熱、水都處於一年中的最高峰。所以大暑是炎熱到極點的意思。由於天氣的酷熱，冷飲可說是垂手可得，但是對於經期腹部疼痛難受的婦女們，應避免進食冰水冷飲。中醫認為經期或經後腹部疼痛，喜歡熱敷，經色淡紅、量少腰痠，手腳冰冷等症狀，屬於腎陽虛弱。在大暑時節，如果體質偏寒、經期容易疼痛的女性，因為天氣炎熱而無節制飲用冷飲，就會因為本來身體偏寒，而寒上加寒，使經脈運行更不通暢，導致月經來時劇烈疼痛，伴隨噁心嘔吐、大汗淋漓，甚至昏迷。

按摩魚際穴，可幫助皮膚排毒

在大暑時節可以多按摩「魚際穴」養生。魚際穴在大拇指下方，手心與手背交接處，為手太陰肺經的穴位，中醫理論認為，經常按摩肺經的魚際穴有助於改善皮膚排毒的效果，對於呼吸系統也有幫助，按摩魚際穴可以幫助心臟活動，幫助深呼吸，促進臉部肌膚的血以循環。我們可以以拇指及食指指腹，輕輕貼於另一手的魚際反射區域，以力道極輕，似有若無的力道進行按摩輕摸，動作務必輕柔緩慢。

立秋

AUTUMN BEGINS

8/7-8/9

陽曆

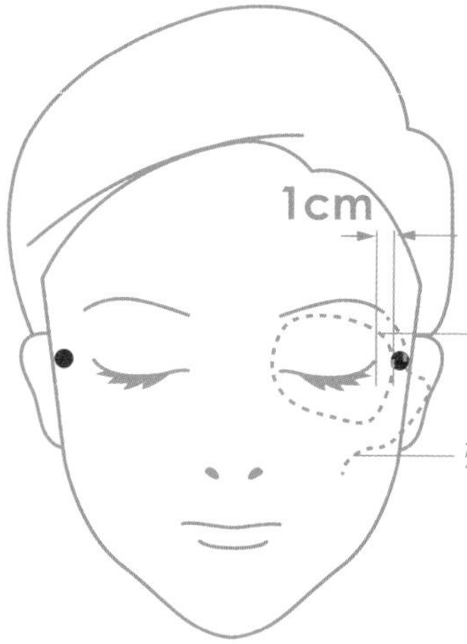

瞳子髎穴

定位／眼外眥旁 1 公分

主治／促進眼部血液循環、治療常見眼疾、去除眼角皺紋。

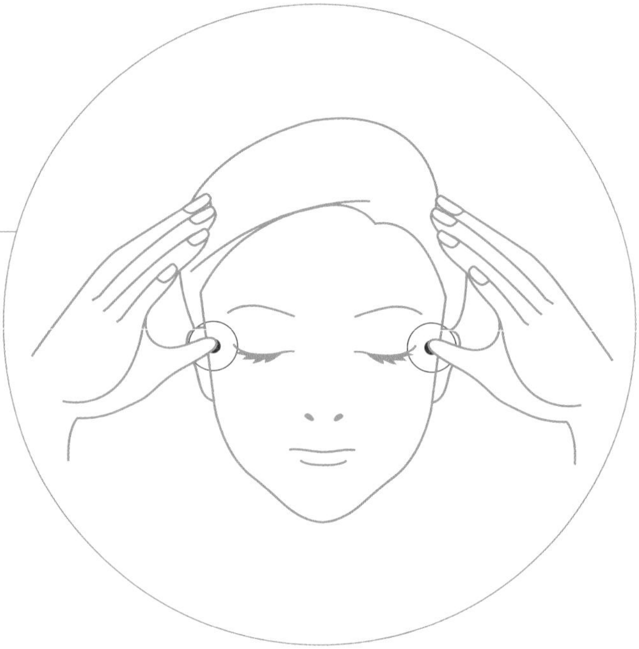

注意忽冷忽熱的天氣，預防感冒

立秋是涼爽季節的開始，此時應「早臥早起，與雞具興」。早臥以順應陽氣之收斂，早起為使肺氣得以舒展，且防收斂之太過。而立秋乃初秋之季，暑熱未盡，雖有涼風時至，但天氣變化無常，即使在同一地區也會出現「一天有四季，十里不同天」的情況。體質偏寒的人原本身體的代謝功能、對外界細菌病毒的抵禦功能就相對來得差，也就是機體衛外功能薄弱，因而著衣宜針對忽冷忽熱的天氣及時添減，否則機體對氣候轉變的適應稍有不慎，極易受涼感冒。

按壓穴位，治療眼疾和防止眼角皺紋

眼外角旁一公分處的瞳子髎，位於臉部，找穴位時可採用正坐或仰臥的姿勢，在立秋時節經常按壓此穴，可以促進眼部血液循環，治療常見的眼部疾病，並可以去除眼角皺紋。中醫認為，子時是夜裡十一點到一點，這時是人體的膽經運行的時候，也是陽氣準備開始產生的時刻，人在這個時候也開始慢慢有精神，有過熬夜經歷的人都知道，晚上九、十點鐘的時候會感覺非常睏，但是過了晚上十一點後，反而能感覺自己精神變好，就是這個原因。所以，在子時如果不睡覺，很容易造成失眠，也關係到全身臟腑的運動；臟腑運行順暢，人體膽氣就夠，膽量就足。

處暑

END OF HEAT

8/22-8/24

陽曆

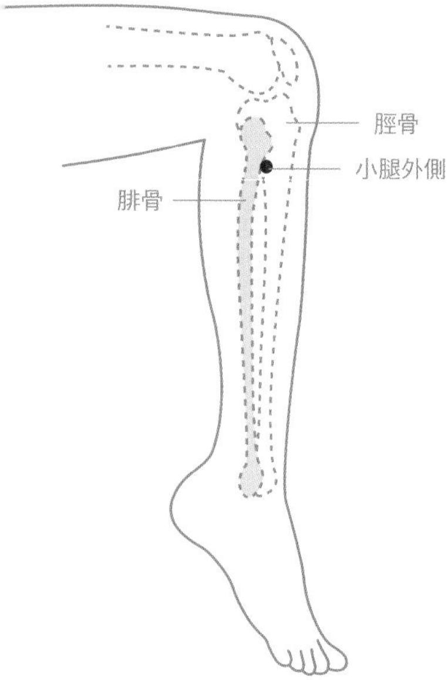

陽陵泉穴

定位／膝蓋前方，小腿外側腓
　　　骨小頭前下方凹陷處

主治／抽筋、筋骨僵硬和痠痛

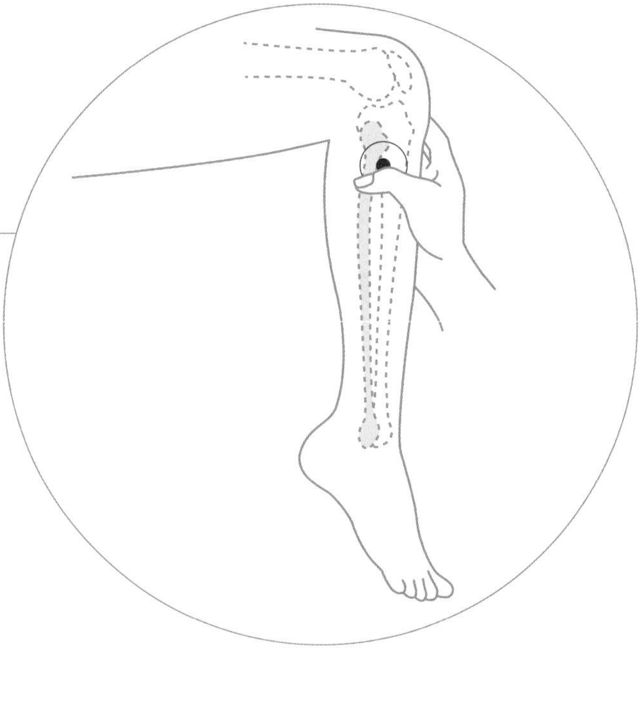

天氣由熱轉涼，養生首重調整起居作息

處暑節氣正是處在由熱轉涼的交替時期，自然界的陽氣由疏泄趨向收斂，人體內陰陽之氣的盛衰也隨之轉換，此時起居作息也要相應地調整。對於平時身體機能代謝活動比較衰退，抵抗力弱、體溫不足、手腳常冰冷、臉色蒼白、貧血怕冷、喜喝熱飲的人群來說，在處暑這個陽氣即將衰退的階段，大自然提供的陽氣可說是非常珍貴的。所以應好好把握這個即將收澀的陽氣，歸為身體所用。

可調理習慣性便秘，改善筋骨不適

聯合國世界衛生組織認定陽陵泉為調理習慣性便秘的主要穴道之一。所以在處暑時節，我們不妨試著每天早晚按壓陽陵泉穴三分鐘，以利肝膽，清濕熱，強筋骨，保腸胃，像是關節炎、五十肩、運動傷害、扭拉傷、落枕等症狀，都可以透過陽陵泉穴來得到改善。同時多吃些清熱安神的食材，與性涼多汁的蔬果，如銀耳、蓮子、菠菜、芝麻、番茄、冬瓜、香蕉等，避免辛辣熱的飲食，減少辣椒、燒烤等食品，以免出現秋燥的症狀，同時為即將到來的冬天預先調理保養！

白露

WHITE DEWS

9/7-9/9

陽曆

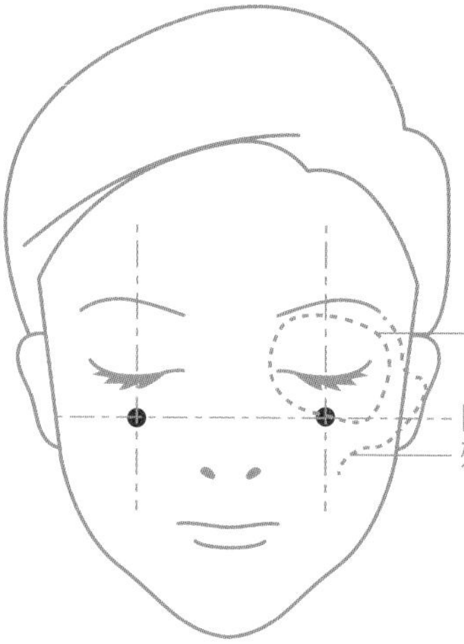

承泣穴

定位／眼球與眼眶下緣之間

主治／近視、夜盲、眼顫動、眼瞼痙攣、角膜炎、視神經萎縮、眼睛疲勞、迎風流淚、老花眼、白內障

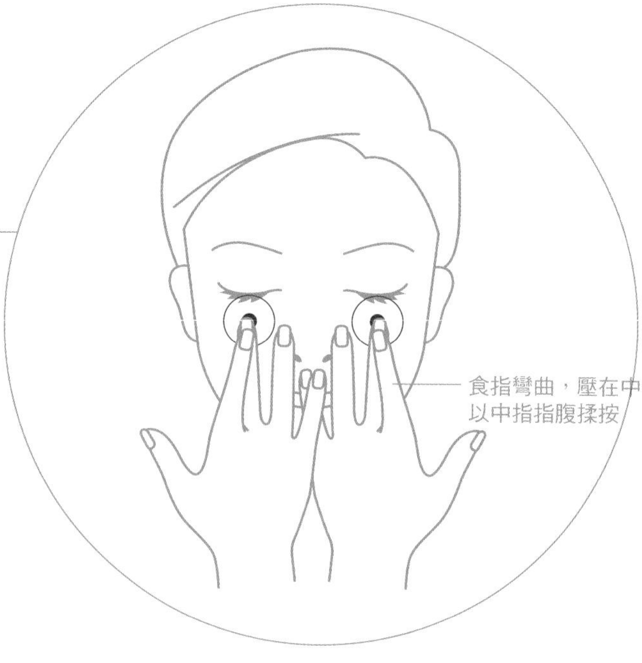

天氣由熱轉涼，養生首重調整起居作息

白露節氣是全年晝夜溫差最大的一個節氣，俗諺說：「白露身子不露，免得著涼瀉肚。」就是提醒人們早晚要注意預防著涼，尤其是腰腹部。體質偏寒的人早晚要多添加衣服，夜裡睡覺要蓋好薄被，外出遊玩時不宜露宿，尤其是晚上。因為夜晚是陰，露水也是陰，容易傷害陽氣。此節氣也是過敏、呼吸系統、胃腸道疾病的高發期。

按摩承泣穴，可治療眼疾、調養腸胃

足陽明胃經的運行從眼睛下方的承泣穴開始，往下一直走到腳的中趾，對於腸胃的調理特別有效，不論是腸胃興奮的痙攣疼痛、胃酸過多，或是腸胃虛弱的嘔吐腹瀉、消化不良，甚至與精神相關的疾病，如憂鬱、壓力、煩躁等，都可以透過胃經的調理，獲得一定程度的改善。承泣穴位於臉部眼睛下方，當我們眼球正視前方，距離瞳孔下方與眼窩交界的骨頭旁，可以治療近視、夜盲、眼睛疲勞、老花眼、流眼淚等常見的眼部疾病。在白露時節，適當的按摩承泣穴，對於秋天的腸胃調理及全身的氣血循環，均有幫助。

秋分

AUTUMN EQUINOX

9/22-9/24

陽曆

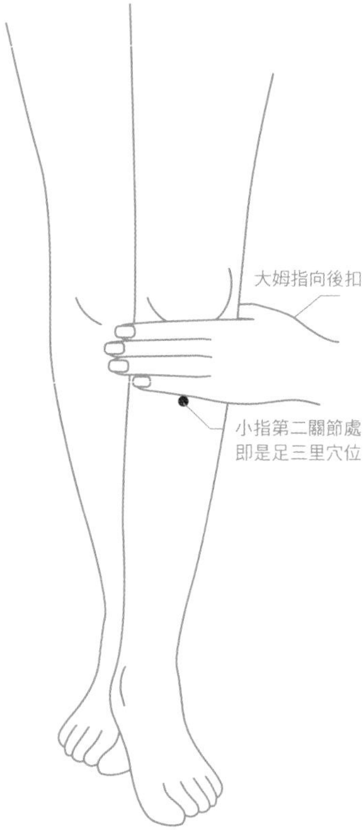
大姆指向後扣
小指第二關節處
即是足三里穴位

足三里穴

定位／外膝眼下四橫指、膝骨邊緣

主治／調節身體免疫力、增強抗病能力、調理脾胃、補中益氣、通經活絡、疏風化濕、扶正祛邪

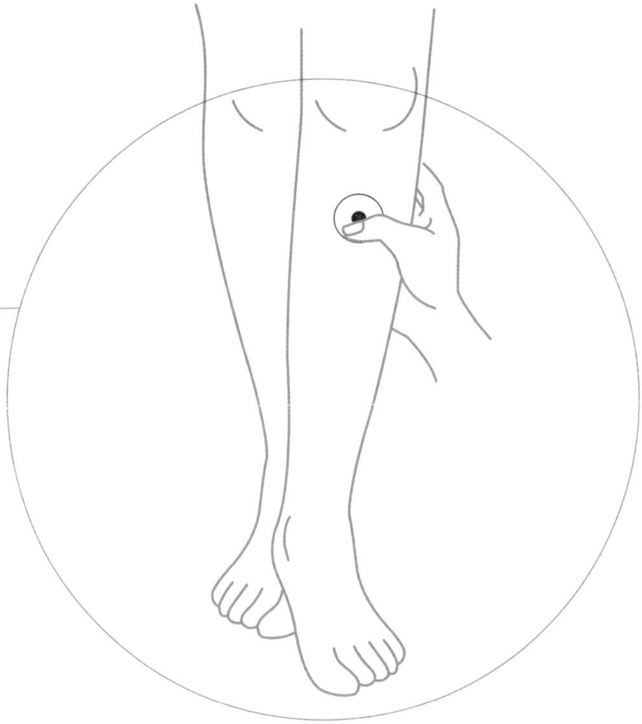

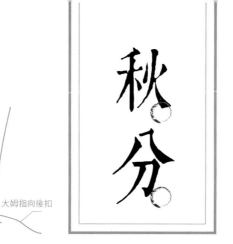

體質偏寒的人，養生需注重脾胃健康

秋分時節，大部分地區已經進入涼爽的秋季，南下的冷空氣與逐漸衰減的暖濕空氣相遇，產生一次次的降水，氣溫也就跟著一次次地下降，已經到了「一場秋雨一場寒」的時候。在秋分時節，體質偏寒的人在起居上尤其要注意護理腸胃，以防胃病發生。進入秋分時節，冷空氣會逐漸增強，氣候變化極大，晝夜溫差懸殊。人體受到冷空氣刺激後，導致胃酸分泌增加，胃腸會發生痙攣性收縮，使抵抗力和適應性降低。另外，由於天氣轉涼，人體食欲旺盛，使胃和十二指腸的負擔加重，也容易導致胃病發生。中醫認為受到寒涼就容易腹瀉的人，是屬於寒邪剋胃、寒濕困脾，甚至是自身腎陽虧虛、中虛臟寒等引起。所以體質偏寒的人患者在秋分時節應注重「固護脾陽、益氣健胃」。

按摩足三里穴，可強壯身心

養生必談足三里，足三里是足陽明胃經的主要穴位之一，是一個強壯身心的大穴，經常按摩足三里穴，有調節身體免疫力、增強抗病能力、調理脾胃、補中益氣、通經活絡、疏風化濕、扶正祛邪的作用。足三里穴位於外膝眼下四橫指、脛骨邊緣。找穴時左腿用右手、右腿用左手，以食指第二關節沿脛骨上移，至有突出的斜面骨頭阻擋為止，指尖處即為此穴。

足三里的「三里」，有諸多說法：一說位於膝下三寸，因稱「三里」；一說「三里」指理上、理中、理下，胃在腹的上部，當胃脹、胃脘疼痛的時候就要「理上」，按足三里的時候要同時往上方按；當腹部正中出現不適，就需要「理中」，此時往內按就行了；小腹在肚腹的下部，當小腹疼痛，按住足三里的同時往下方按，叫「理下」。也有人認為足三里能緩解膝腿疼痛，對於下肢容易疲勞、沒辦法走路的人，按壓後可以讓走不動的人，再走三里路！所以在秋分這個大地處於陰陽和諧平衡的時節，好好揉按足三里，能讓身體更強壯唷！

足三里穴可止痛、增加免疫功能

體質虛弱的人在秋分時節特別可以透過按摩「足三里」來養生。臨床醫學發現，刺激「足三里」可以直接引起胃的變化，使痙攣的胃體得以舒張，或使處於放鬆狀態的胃體收緊，更可增加細胞吞噬作用，提升自身免疫功能。由此可見足三里有三個特點：一是雙向調節，二是止痛，如胃痛時候可以持續點按此穴，便能起緩急止痛的效果，三是增加自身免疫功能，抵禦細菌病毒的攻擊。找穴位方法如上所述，先找到膝關節上面髕骨，外下方有個凹陷點，這就是是外膝眼，向下垂直四個橫指，尋找酸脹最明顯的點，就是被歷代醫家最看重的強壯要穴「足三里」了。

穴位按摩養生筆記

寒露

COLD DEWS

10/7-10/9

陽曆

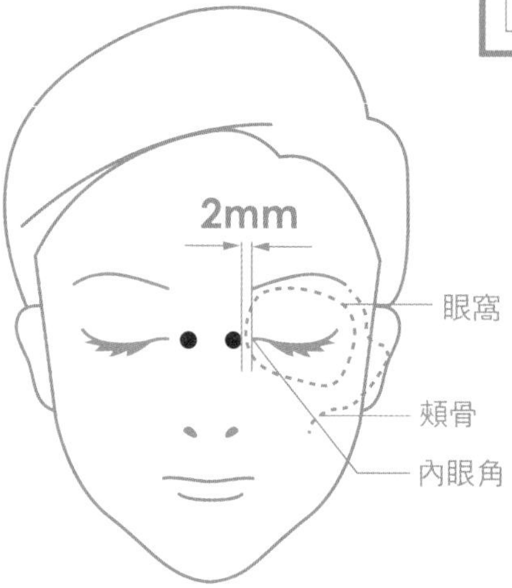

睛明穴

定位／眼睛和鼻樑之間凹陷處

主治／改善眼睛周圍的疼痛或疲勞

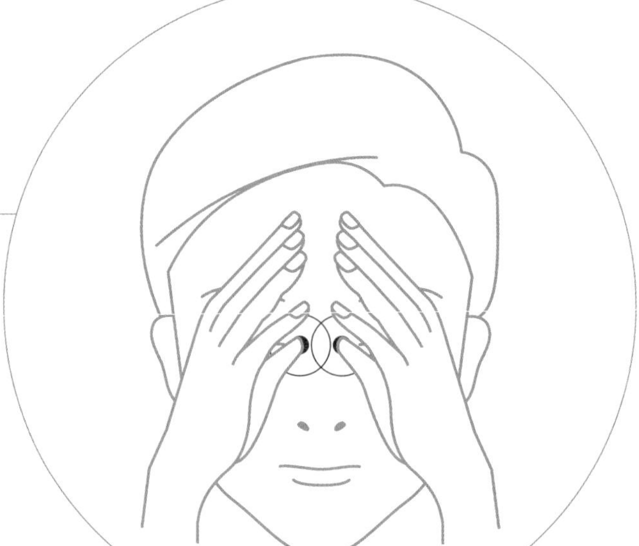

體質偏寒的人，宜注意腳部保暖

寒露時天氣明顯變得寒意逼人，俗話說：「寒露腳不露。」兩腳距離心臟最遠，最容易感受寒冷的刺激，如果腳受涼，會影響到呼吸道黏膜的收縮，而冷空氣對呼吸道本來就是一種刺激，所以寒露一定要嚴防「寒從足生」。

膀胱經可排除身體毒素，久坐的人需多加注意

膀胱經為排毒通路，從眼睛內角的睛明穴開始運行，經過頭頂、脊椎兩側，一直到腳的小趾外側，現代人因為久坐，容易在下半身累積毒素，也影響膀胱經絡的循環。膀胱經與體內及脂肪代謝相關，如果循環不良，容易在臀部、大腿後側堆積贅肉，導致局部肥胖，也影響身體健康。

揉按睛明穴，活絡全身氣血循環

寒露之時，寒氣漸盛，毛孔閉塞，建議此時可以按摩眼睛和鼻樑之間凹陷處的「睛明穴」，來保健身體。按摩時，可以閉上雙眼，先用溫熱的毛巾輕膚眼周，接著用兩手食指按住雙側的睛明穴，以一秒一下的頻率，連續按壓一分鐘，「睛明」的意思，是指眼睛接受膀胱經的氣血而變得光

明，此穴是太陽膀胱經上的第一穴位，經常揉按可以改善眼睛周圍的疼痛或疲勞等症狀，甚至在身體神氣充足之時在後背膀胱經按摩，讓全身氣血的循環更加活絡，也能改善最煩惱的臀腿部局部肥胖，如此便能強化身體健康，增強免疫功能及抗病的能力。

穴位按摩養生筆記

霜降

HOAR-FROST FALLS

10/23-10/24

陽曆

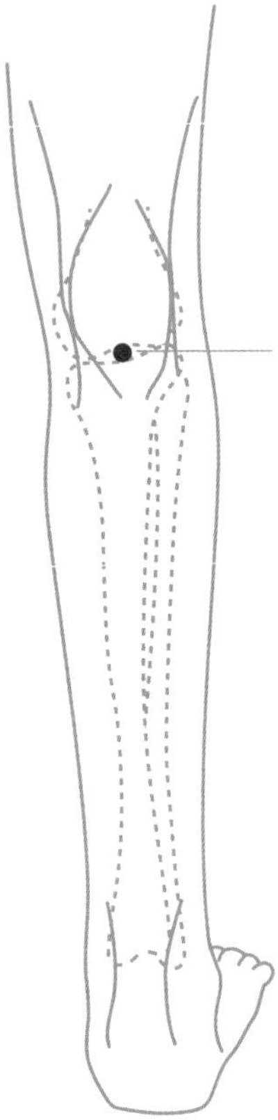

委中穴

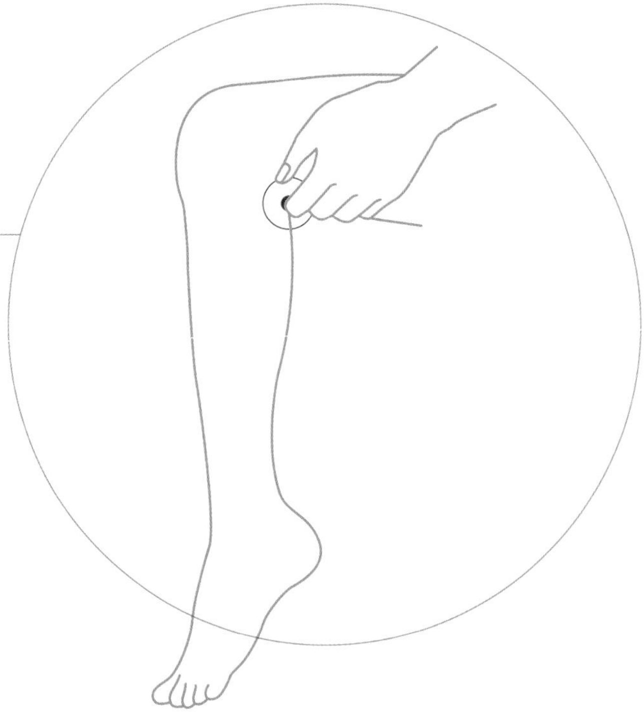

定位／膝膕窩中正中橫紋，兩筋凹陷處

主治／振奮膀胱經活力、疏通腰背部的氣血、活絡整個背部

預防胃病復發，注重胃部保暖工作

霜降是慢性胃炎、十二指腸潰瘍發作的高峰期，中醫認為腸胃疾病的發生，與飲食不乾淨、吃生冷的食物有關，而天氣冷也會影響人體的腸胃神經功能。天冷的時候，食慾比較好，容易增加腸胃的負擔，原本有胃潰瘍的情況，會更不容易癒合。外界的氣溫偏低，會影響腸胃黏膜的血管循環，營養供給減少的情況下，舊的潰瘍不易癒合，新的潰瘍更容易產生。所謂「十個胃病九個寒」，在季節交替的霜降時節，要特別注意腸胃的禦寒工作。

經常拍一拍「委中穴」，膀胱經排毒更順暢

經穴歌訣裡有「腰背委中求」，是說後背、腰部的病痛都可以用「委中穴」來解決，其實「委中穴」是膀胱經的大穴。膀胱經是身體的排毒管道，而委中穴是這個管道的排汗口，經常拍一拍這個穴位，能讓膀胱經排毒功能更順暢。膀胱經從我們的眼內角開始，沿著頭頂向身體的背部一直向下走到腳，是一條又大又寬的經絡，既能防禦外邪，又具排毒功能，我們如果能夠經常維持膀胱經的通暢，相當於維持身體的健康。當我們坐在椅子上，可以用手掌拍打後膝窩的正中點，即委中穴的位置。在霜降時節，按摩委中穴特別能夠振奮整個膀胱經的活力，更能疏通腰背部的氣血，達到保養身體，活絡整個背部的效果。

立冬

WINTER BEGINS

11/7-11/8

陽曆

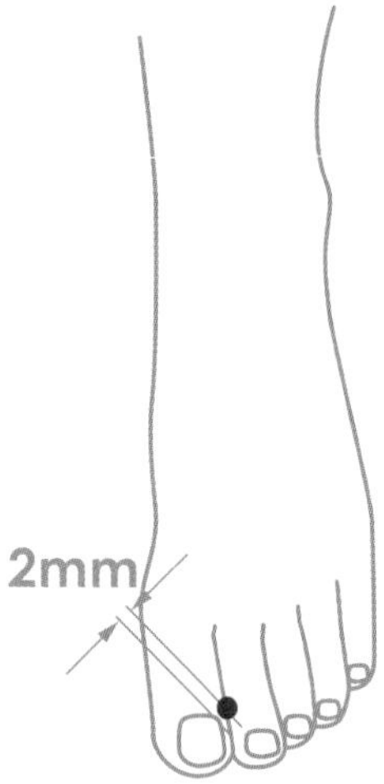

大敦穴

定位／大拇趾靠第二趾側甲根邊緣2毫米處。

主治／幫助頭腦清晰、眼睛明亮，放鬆心情。

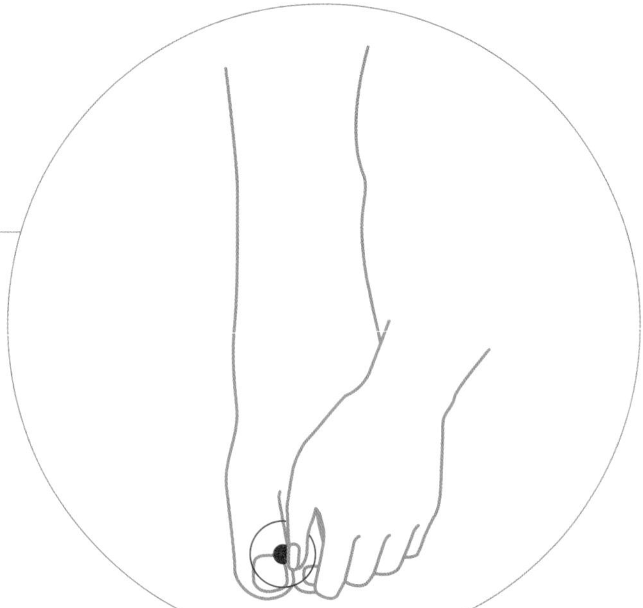

偏寒體質的人，要固養陽氣

立冬時白天愈來愈短，此時地表還殘存一定的熱量，所以還不會太冷，在晴朗無風的時候，常會有溫暖舒適的小陽春天氣，不僅舒適宜人，對人體健康也非常有利。立冬之後，大自然的陽氣漸漸減弱，如果人體沒有陽氣，將會失去新陳代謝的活力，所以在立冬時節，要特別注意保養身體的陽氣。

按壓「大敦穴」舒緩肝臟，提升睡眠品質

「肝為將軍之官，謀慮出焉」，肝是保衛人體正氣的大將軍。「大敦穴」為肝經的井穴，位於大拇趾靠第二趾側甲根邊緣二毫米處，對於舒緩肝氣效果不錯，同時也能緩解焦躁情緒，腳拇趾是肝經的起始處，肝經由此到生殖器、肝臟、腦、眼等，因此我們可以經常按壓「大敦穴」，幫助頭腦清晰、眼睛明亮。指壓時用力強壓五秒鐘，慢慢吐氣，每日就寢前重複一分鐘，可以放鬆身心，享受一夜好眠。

小雪

LIGHT SNOW

11/22-11/24

陽曆

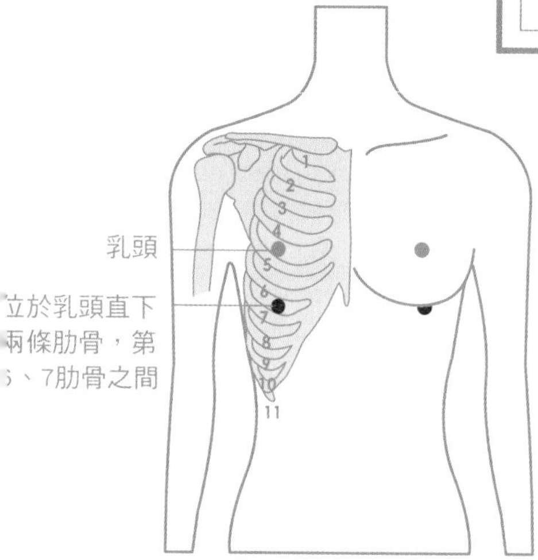

期門穴

定位／胸部，乳頭直下兩條肋骨，第 6、7 肋骨之間

主治／胸脅脹滿疼痛、嘔吐吞酸、腹脹腹瀉、肌不欲食、胸熱喘咳

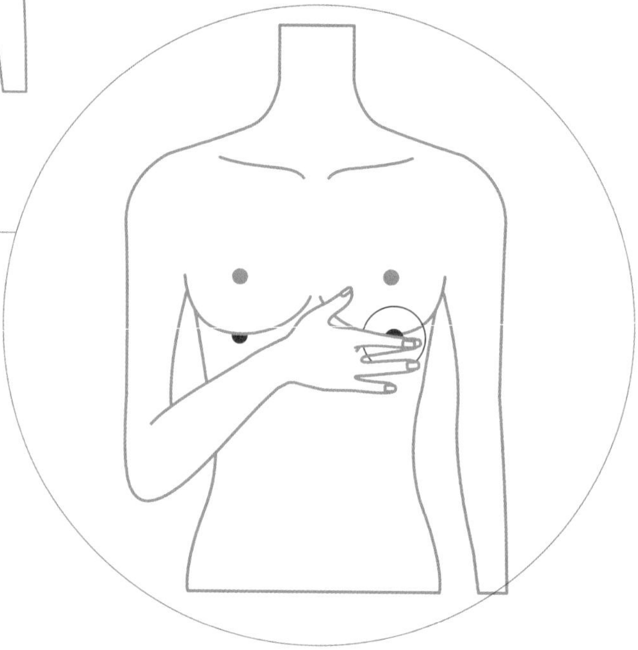

注重頭部保暖，避免寒氣傷身

小雪是代表降雪的起始時間和程度，和雨水等節氣一樣，其實都是反映降水的節氣。小雪節氣，由於氣候雖冷卻還沒到嚴冬，很多人這時往往不注意頭部的保暖，不習慣在溫度驟降時戴帽子、圍巾。傳統醫學認為「頭為諸陽之會」，也就是說頭部是陽經匯聚的重要部位，不注意保護，外邪就容易伺機傷及全身。頭部與人體熱平衡相關，人體內的熱量常從頭部大量向外蒸發。體質偏寒的人，頭部的陽經需要積極的保暖，在小雪時節如果只穿衣服不戴帽子，就好比是保溫瓶裝滿熱水卻沒蓋蓋子，熱量還是會直接從頭部流失。

每天按摩期門穴三分鐘，恢復肝臟健康

期門穴為肝經的募穴，是臟腑之氣匯聚於胸腹部的特定穴位。這個穴位與臟腑接近，經常用來治療臟腑方面的疾病。期門穴相當於肝的幕僚，《傷寒論》認為此穴為疏泄肝膽的首選穴位，對調理肝臟有很好的效果，臨床上也經常用於肝炎輔助治療。期門穴位於胸部，乳頭直下第六肋間，前正中線旁開4寸。主治胸脅脹滿疼痛、嘔吐吞酸、腹脹泄瀉、飢不欲食、胸熱喘咳等。現代人經常熬夜，久而久之容易出現疲勞、沒有食慾等症狀，可以每

天按摩期門穴三分鐘，便能幫助肝氣恢復。所以保養肝經的原則就是順應自然節氣，寒性體質的人，可以補養肝臟，也可以利用艾灸保養，熱性體質的人，則需要清肝火，使心情平和。

穴位按摩養生筆記

大雪

HEAVY SNOW

12/6-12/8

陽曆

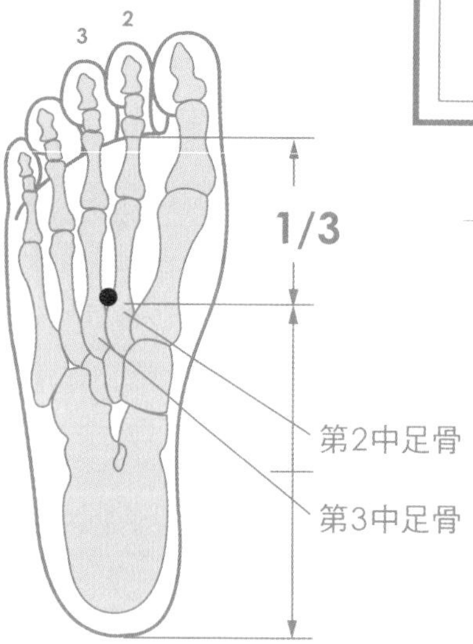

湧泉穴

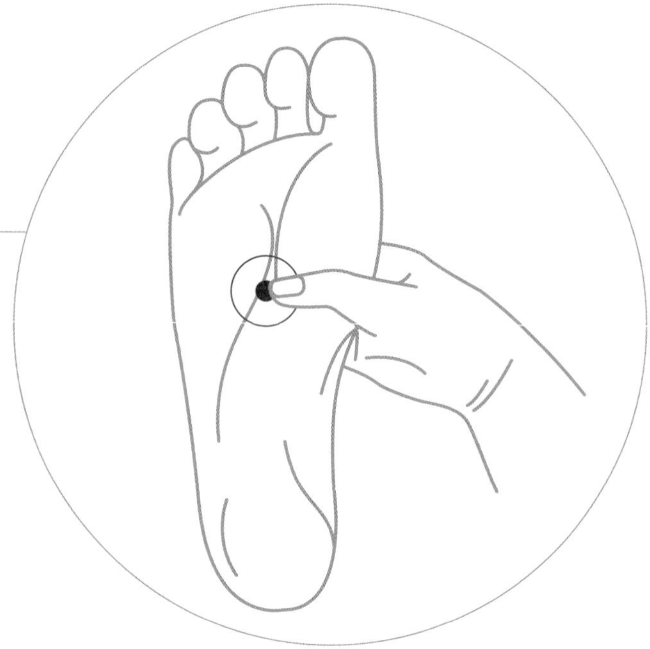

定位／足前部凹陷處第二、三趾趾縫紋頭端與足跟連線的前三分之一處

主治／腎陰虛

體質偏熱的人，容易引起上火症狀

從中醫養生學的角度看，大雪已到了「進補」的大好時節。中醫認為健康長壽靠氣血，因為這兩樣是生命的基礎，我們的內臟都要靠氣來推動、血來營養。氣血調和則五臟安，氣血不和則疾病生。在大雪時節，因為氣溫逐漸減低，風雪越來越頻繁，寒邪與風邪容易作祟，風寒濕邪很容易侵入人體，體質偏寒的人，體內本身血液循環就差，更容易導致關節變僵硬不靈活，容易產生肩周炎等病症。大雪時節因空氣濕度很低，氣候特點是乾燥，因天氣寒冷，人們都會著厚重大衣，對偏熱體質的人而言，體內的熱氣不易散發出去，很容易引起上火的症狀。

赤足走路，保健腎臟

體質燥熱的人在大雪時節可以多按摩「湧泉穴」來養生。足部分佈了湧泉等七個腎經的穴位，所以足部與腎有密切關係，也可以說是人的第二心臟。足底最凹陷的地方就是湧泉穴。當你用力彎曲腳趾時，足底前部出現的凹陷處就是湧泉穴。中醫認為此穴和腎相應，所以通過對湧泉穴的按摩，對腎可起保健作用。刺激湧泉穴，能讓腎水增加，上輸到陰液。平時虛火亢盛的人，可赤足走路，所謂「天屬陽，地屬陰」，讓湧泉接接地氣而達到養陰的作用，尤其對於腎陰虛的人，使地氣通過腳部進入腎經，能起養腎陰的作用。

摩擦湧泉穴，用熱水浸泡雙腳，可養生保健

大雪時節建議摩擦湧泉穴的方法有很多，可以坐在椅子上，將右腳架在左腿上，以右手握著腳趾，再用左手掌摩擦右腳心的湧泉穴，直至腳心發熱。再將左腳架在右腿上，以左手掌摩擦右腳心的湧泉穴，直到腳心發熱為止。也可以在每天晚上臨睡前，用熱水浸泡雙腳，熱水以42℃到45℃為宜，加少許食鹽或藥材，浸泡十五分鐘。接著在床上採坐姿，雙腳自然向上分開，或雙腳盤腿而坐，後用雙手自然輕鬆地拍打湧泉穴，拍到腳底發熱為止。平時最簡單容易操作的方式是踩，赤腳踩地，緩緩而行，就可以在行走時按摩湧泉穴達到養生保健的功效。

穴位按摩養生筆記

冬至

WINTER SOLSTICE

12/21-12/23

陽曆

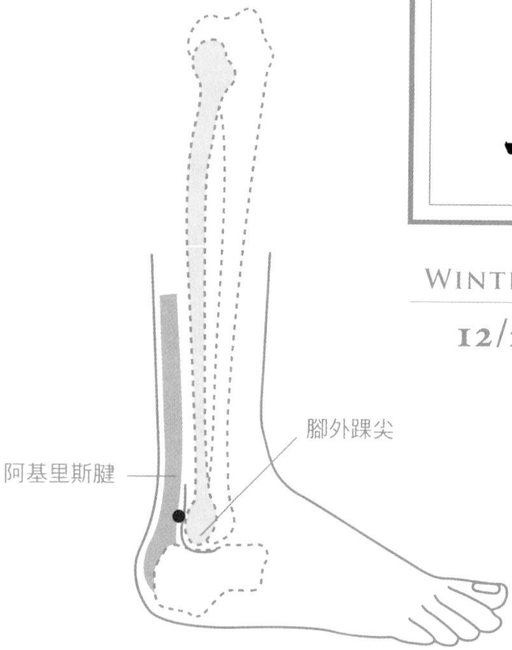

太溪穴

定位／腳內踝後緣凹槽中

主治／腎虛、手腳冰涼、女性生理不順、關節炎、精力不濟、手腳無力、風濕痛、牙痛、喉嚨腫痛、氣喘、支氣管炎等

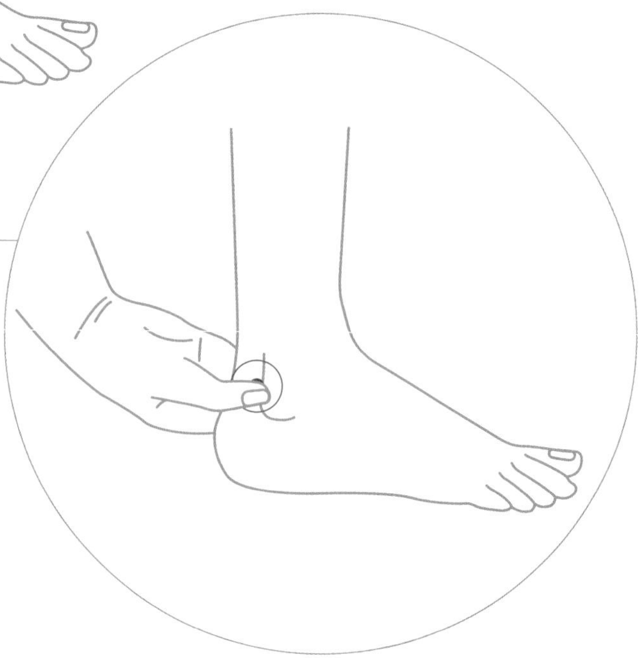

偏寒體質的人，宜注重固守陽氣

冬至是一個特殊的節氣，在這一天裡，黑夜最長，這一天過後，白晝逐漸轉長，黑夜逐漸變短。對於偏寒體質的人來說，雖然寒氣陰氣極盛，加上本身陽氣就偏衰，身體感受極其怕冷，但是應注意守好陽氣，不能因為怕冷而足不出戶，因為元陽成長好壞，對於往後的身體健康，是非常關鍵的，所以在冬至時節，更應該把握冬「藏」的特點，好好的培育身體的陽氣。

多揉揉太溪穴，打通腎臟氣血

太溪穴是腎經的腧穴，古代稱為「回陽九穴之一」。經常按摩此穴，可以提高腎氣。太溪穴在腳內踝後緣的凹陷當中，揉太溪穴時，很多人不會痛，尤其是身體虛弱的人，什麼反應都沒有，而且一按就凹陷，此時不痛的要把它揉到痛，就是要把身體的氣血引到腳底的湧泉穴。太溪穴是腎經的原穴，能夠激發、調整身體的動力，調動後再儲藏到湧泉穴，所以中醫建議每天搓腳心、按摩腳底、泡腳等保健方法，目的就是為了打通腎經，引火歸源。腎虛的人經常會足跟痛，可以多揉太溪穴，順著太溪穴引導腎經的氣血，可以用對側手的拇指按揉太溪穴，也可以使用按摩棒或光滑的木棒按揉，注意力量要柔和，以感覺痠脹為宜。

小寒

SLIGHT COLD

1/5-1/7

陽曆

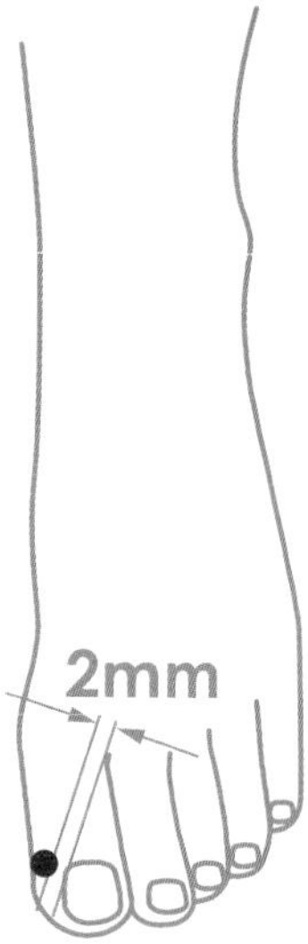

隱白穴

定位／大腳趾趾甲旁 1 毫米處

主治／通鼻竅、治療慢性鼻炎、鼻出血

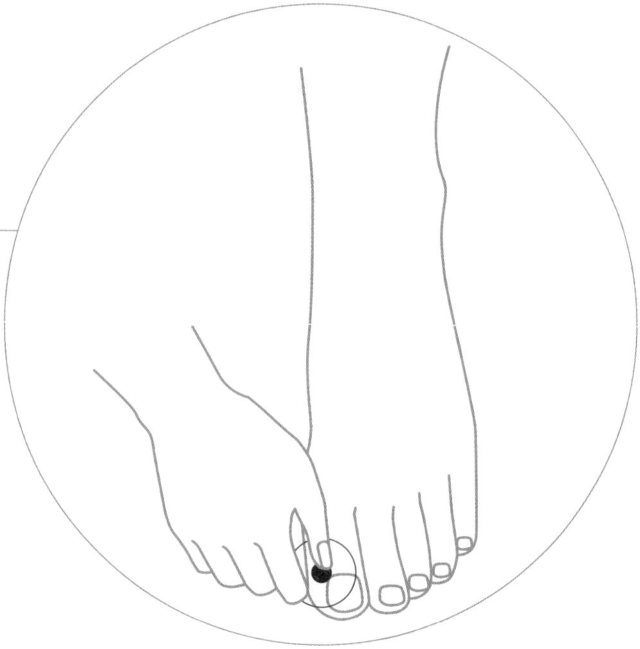

健脾胃的最佳時節，也要小心胃病復發

小寒之後，氣候開始進入一年中最冷的時候，天氣變冷的低溫會直接攪刺激人體的消化系統，如果常吃一些生冷的食物、辛辣刺激的食物、不規律進食，都會對腸胃造成負擔，習慣在冬季進補的人，也容易在小寒時節好發胃病。一個好的脾胃才能夠幫我們儲存糧食，消化吸收後，轉變為身體的氣血能量，為來年春天的健康打底。所以在小寒時節要好好的保健脾胃，就能夠增強人體的氣血，保持身體的健康。

掐掐隱白穴，治療慢性鼻炎

隱白穴是脾經的井穴，位於大腳趾趾甲旁一毫米處。隱白穴最主要的功效是止血，對各種出血症狀都能有效地緩解。刺激隱白穴，可以用艾灸，如果沒有艾條，也可以用局部熱敷的方式來代替。隱白穴還有通鼻竅、治療慢性鼻炎、鼻出血的作用，治療鼻炎的時候可以點按穴位，通常要用指甲掐一掐才能掐到這個穴位，或以筆尖刺激也可以。調整脾胃，透過飲食是最是當的方式，多吃山藥、新鮮蔬果等，都有助於健胃整腸，或是多揉按脾經上的隱白穴，也能夠透過經絡的保養達到健康的目的唷！

大寒

GREAT COLD

1/19-1/21

陽曆

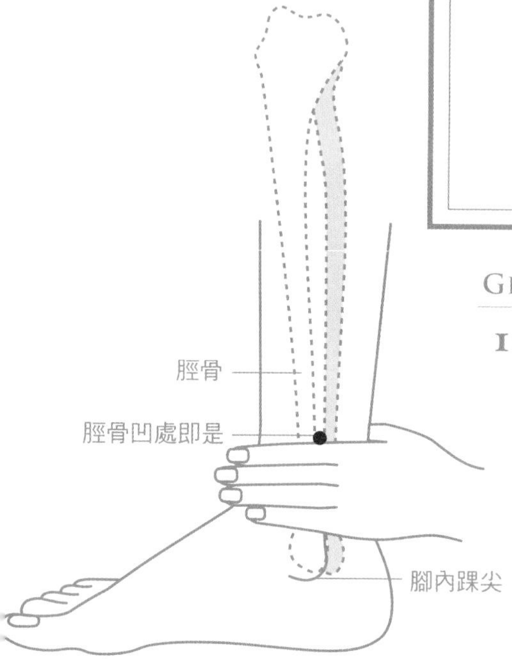

三陰交

定位／內腳踝向上三寸

主治／健脾益氣、滋補肝腎、除濕通絡

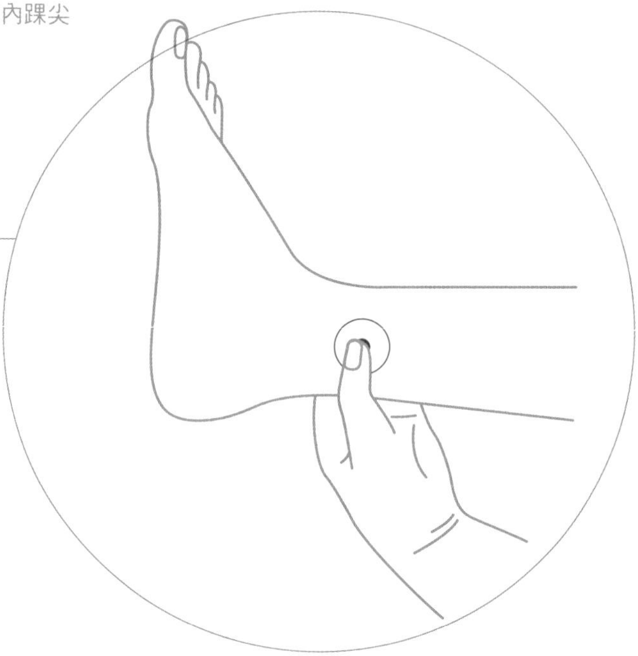

寒性體質的人，注意膝關節的保健

大寒是一年二十四節氣中最後一個節氣。俗話說：「寒從腳起，冷從腿來。」人的腿腳一冷，全身皆冷，直接受邪的就是腳。由於天氣寒冷，偏寒體質的人極容易患膝關節炎，尤其是人到老年，膝關節長年磨損，容易老化，老化後的膝關節往往容易發生關節炎，造成行動不便；而膝關節炎的發生，又與氣候變化關係密切。因此偏寒體質的人在大寒時節，要注意膝關節的保健。在大寒時節，寒可是主氣，偏寒體質的人對於活動關節更要加強保暖，別讓風、寒、濕邪乘虛侵入身體，而引起身體不適。

睡前揉揉三陰交，養顏美容

三陰交位於內腳踝向上三寸，四橫指幅的位置，即小腿內側，腳踝骨的最高點往上三寸處，「三陰」指的是人體足部的「足太陰脾經」、「足少陰腎經」及「足厥陰肝經」三條經絡，在此交會。脾經掌管消化，腎經主泌尿系統，肝經主排毒，三條經絡交會的三陰交穴，具有健脾益氣、滋補肝腎、除濕通絡等效果，可以保養子宮和卵巢，緊緻臉部肌膚，使臉部不下垂，還能調經、去斑、除皺，祛痘，經常揉按三陰交穴可保健康，一般建議建議每天用拇指或食指按壓此穴三次，每次持續三分鐘，使局部產生痠脹感，臨睡前以艾灸或按揉、熱敷該穴，還可以有鎮靜安眠幫助睡眠的效果唷。

彭溫雅醫師的二十四節氣養生書

台灣在地藥材、食材及穴位養生法

作　　者一彭溫雅
發 行 人一王春申
總 編 輯一張曉蕊
責任編輯一王窈姿
校　　對一徐平
美術設計一吳郁婷

業務組長一何思頓
行銷組長一謝宜華
出版發行一臺灣商務印書館股份有限公司
23141 新北市新店區民權路 108-3 號 5 樓（同門市地址）
電話：(02)8667-3712　傳真：(02)8667-3709
讀者服務專線：0800056196
郵撥：0000165-1
E-mail：ecptw@cptw.com.tw
網路書店網址：www.cptw.com.tw
Facebook：facebook.com.tw/ecptw

局版北市業字第 993 號
初版一刷：2016 年 6 月
初版四刷：2020 年 3 月
定價：新台幣 380 元
法律顧問一何一芃律師事務所

彭溫雅醫師的二十四節氣養生書：
台灣在地藥材、食材及穴位養生法
彭溫雅著
初版一刷. -- 新北市：臺灣商務出版發行
2016.6
面； 公分. --
ISBN 978-957-05-3047-6
1.中醫 2.養生 3.節氣

413.21
105007678